Respirez & Fleurissez

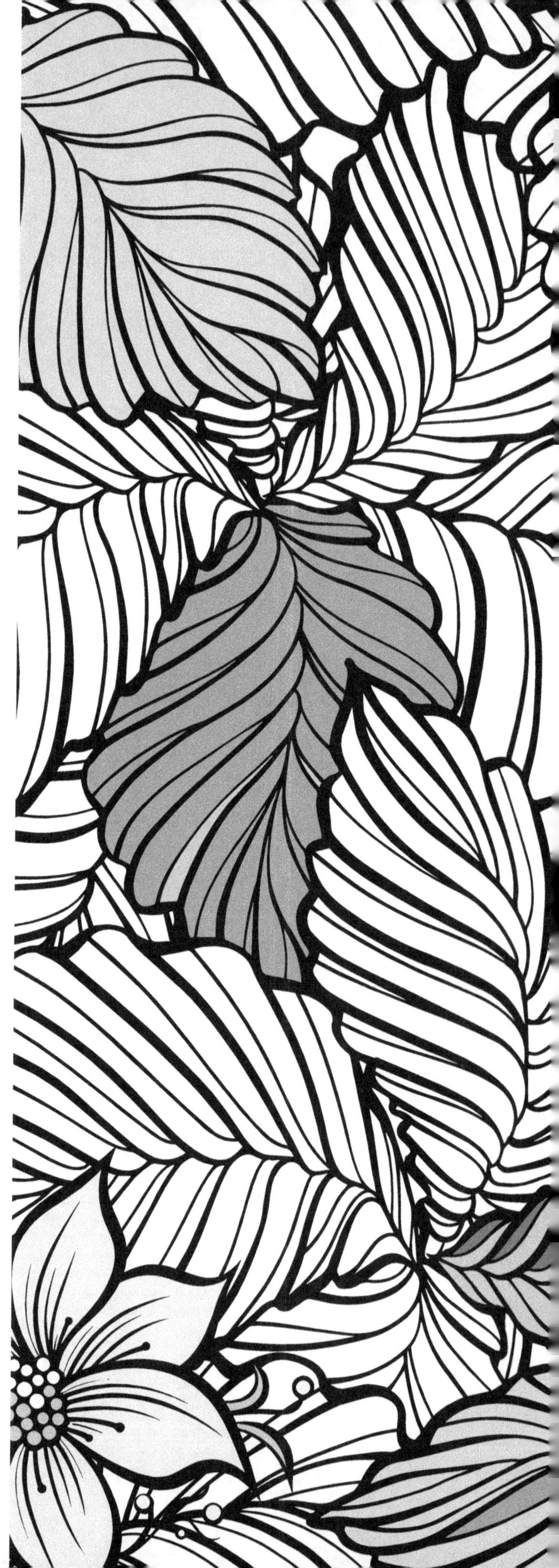

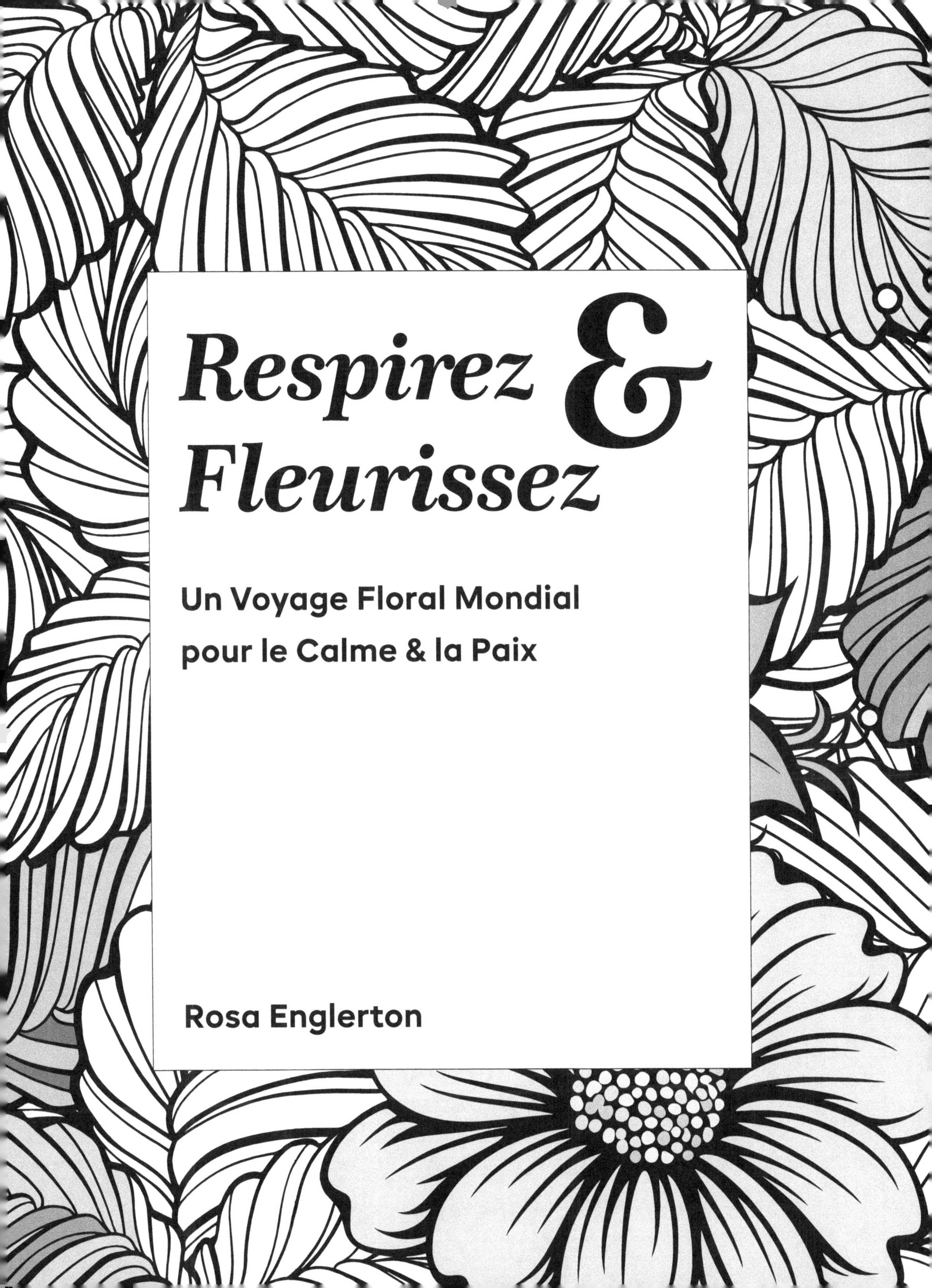

Respirez & Fleurissez

Un Voyage Floral Mondial pour le Calme & la Paix

Rosa Englerton

Comment utiliser ce livre

Bonjour et merci de nous rejoindre dans ce voyage de paix et de relaxation.

Ce livre de coloriage combine l'imagerie naturelle avec des exercices de respiration qui vous aident à revenir à la détente et à la relaxation.

Aidez-vous à affirmer votre droit au repos et à la réinitialisation. Il vous fait passer d'une attitude figée à un sentiment de liberté et de plénitude. Soutenez votre clarté mentale dans les moments chaotiques. Réaffirmez votre volonté en cas du stress. Trouvez un refuge intérieur sûr. Rétablissez votre force et votre équilibre intérieurs.

Le livre comporte dix sections suivies de dix fleurs à peindre de grande taille.

Commencez par lire l'exercice de respiration. Méditez-le pendant quelques minutes et commencez à respirer. Fermez les yeux. Cherchez la lumière du Créateur. Détendez-vous et remettez-vous entre Ses mains.

Vous êtes maintenant prêt à prendre vos crayons de couleur, feutre ou marqueurs préférés et à vous laisser aller à la fleur et aux couleurs. Soyez libre. Imaginez que vous êtes dans le jardin du Paradis. Vous contrôlez la situation. La fleur est votre amie et vous permet de lui donner les couleurs que vous voulez. Peignez le fond avec des motifs ou dessinez vos propres fleurs.

Lorsque vous avez fini de peindre, regardez la fleur et refaites l'exercice de respiration. Si vous avez le temps, allez-vous promener dans un parc. Regardez la verdure, les fleurs, les couleurs du monde qui vous entoure.

Respirez.
Tout va bien. Vous êtes plus fort maintenant.

Que dieu vous bénise.

Imagination Olfactive

Regardez la fleur sur la page opposée.

- Fermez les yeux
- Imaginez l'odeur de cette fleur
- Imaginez sa couleur

Le Moment de Mise à la Terre 5-4-3-2-1

Ce qu'il faut faire :

Faites une pause et nommez :

- 5 choses que vous pouvez voir

....

....

....

....

- 4 choses que vous pouvez toucher

....

....

- 3 choses que vous pouvez entendre

....

....

....

- 2 choses que vous pouvez sentir

....

....

- 1 chose pour laquelle vous êtes reconnaissant(e)

....

Citation d'affirmation

*À chaque respiration,
je m'adoucis dans la paix.*

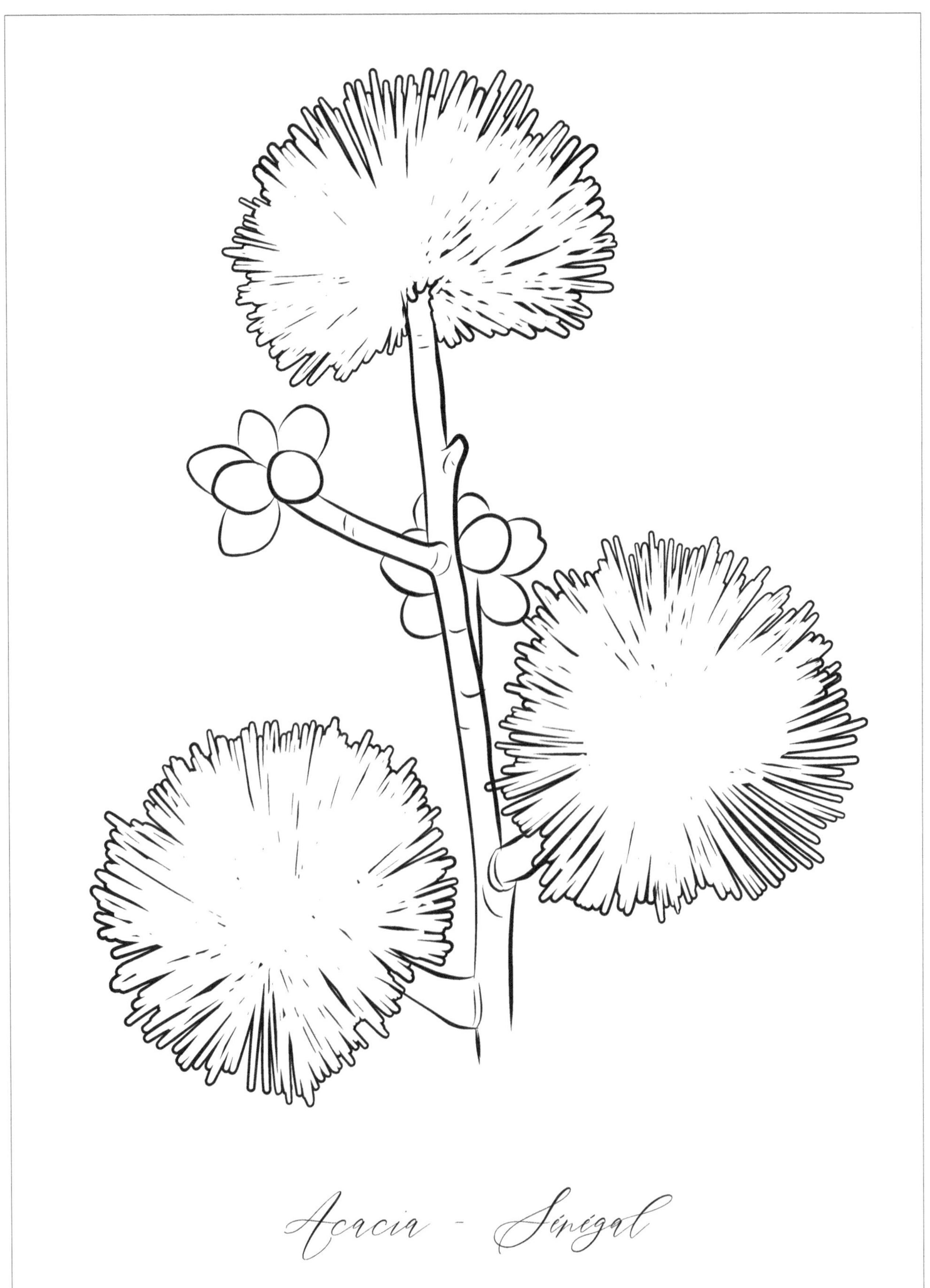

Acacia - Sénégal

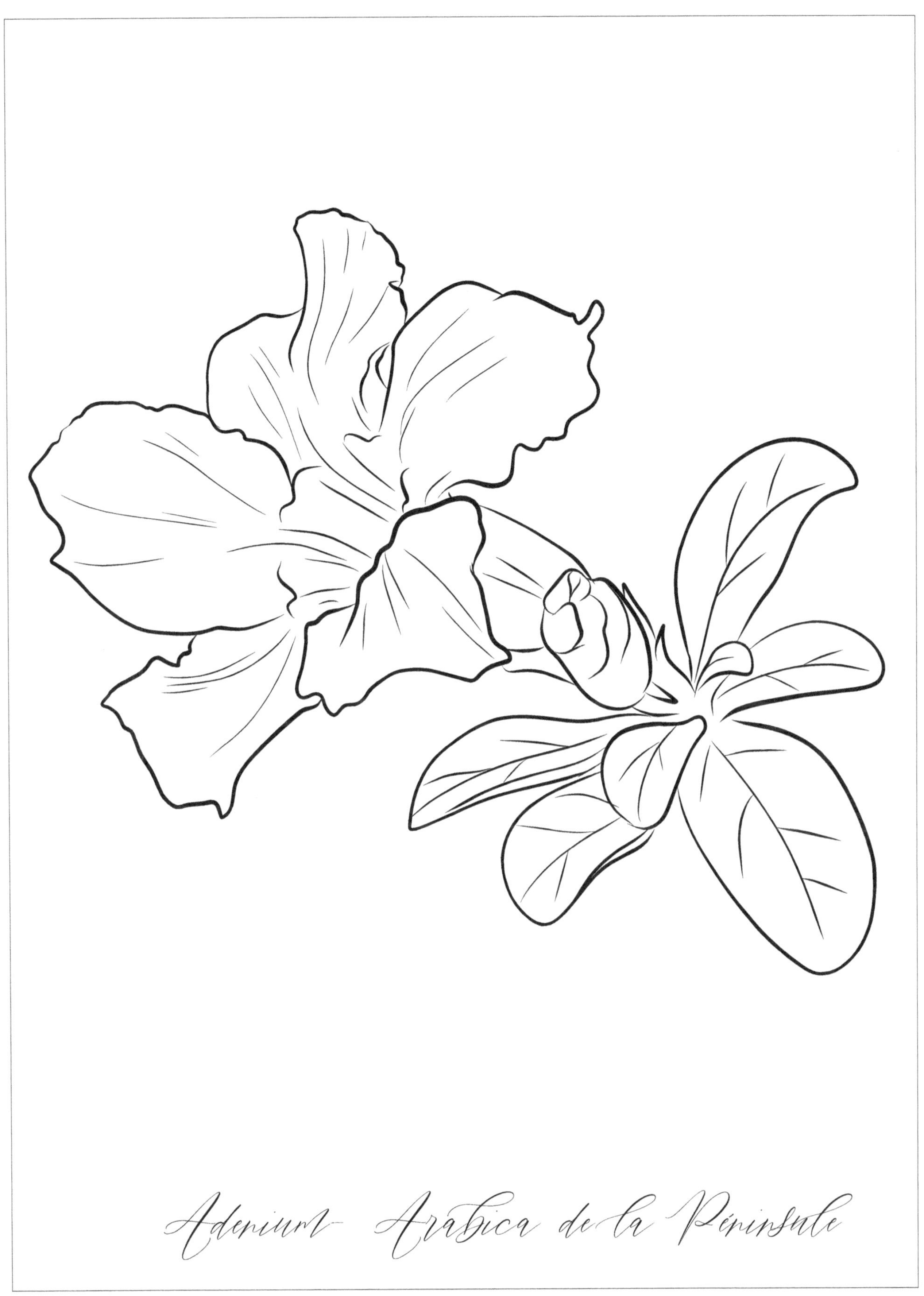

Adenium Arabica de la Péninsule

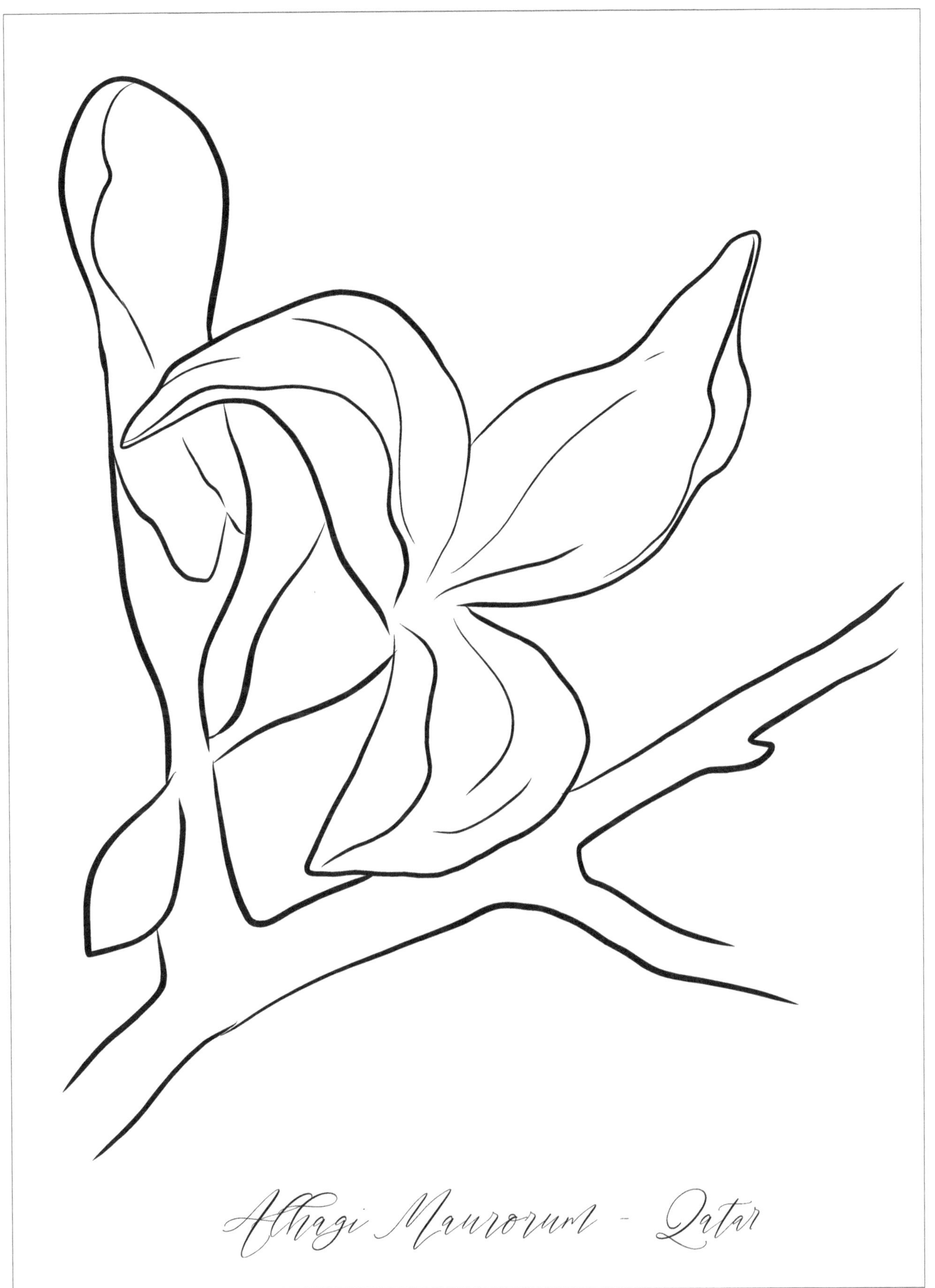

Alhagi Maurorum - Qatar

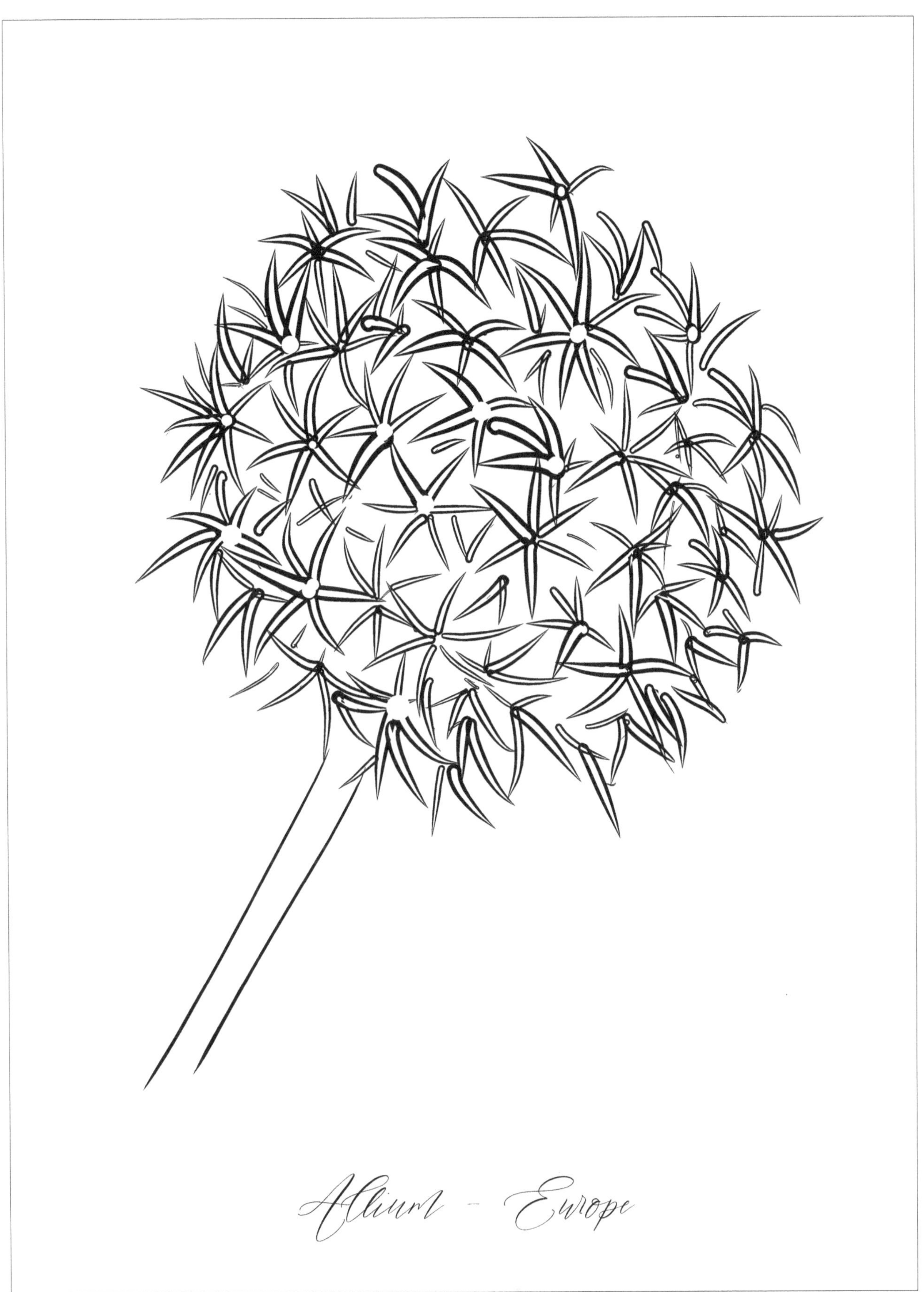

Allium – Europe

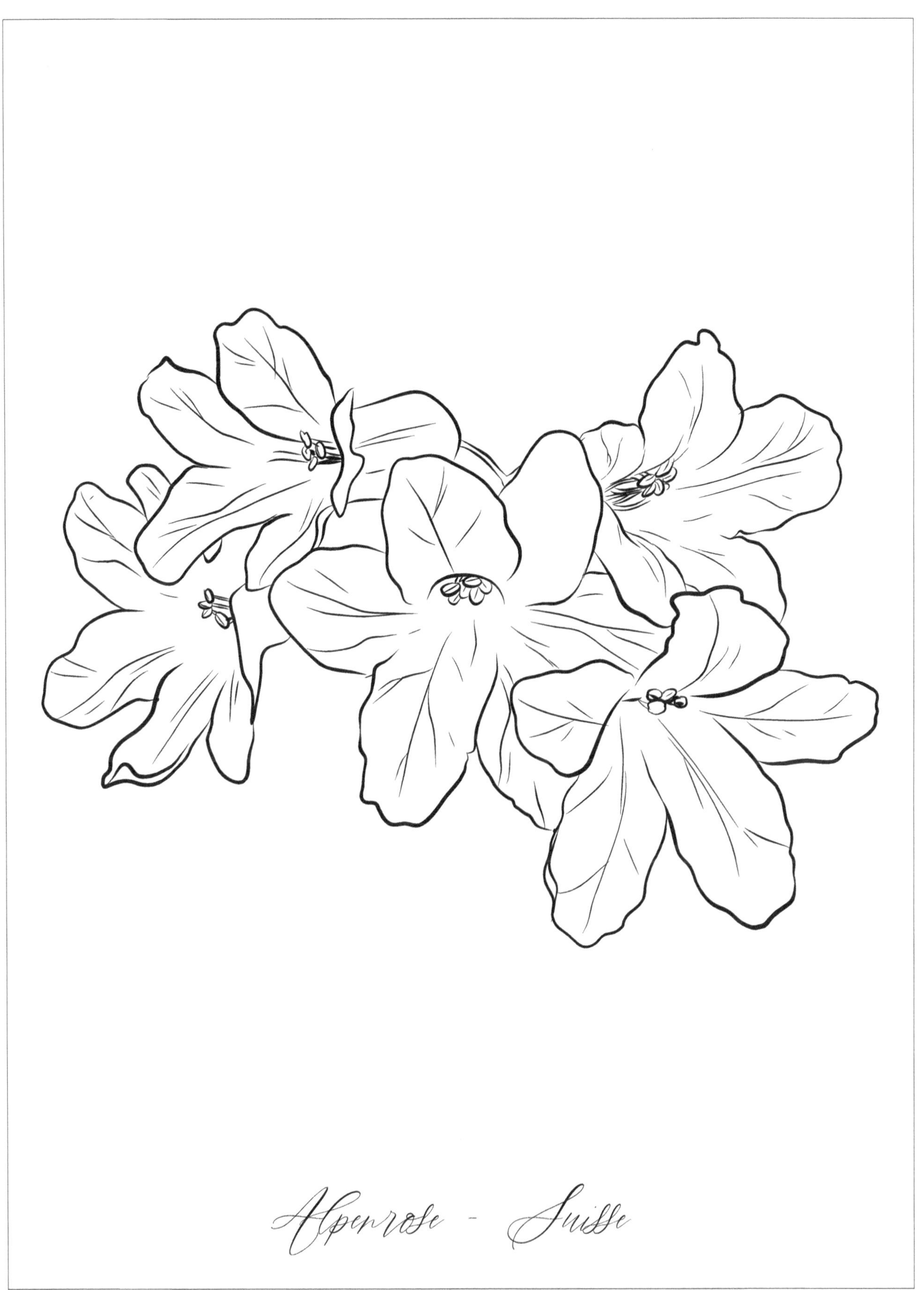

Alpenrose - Suisse

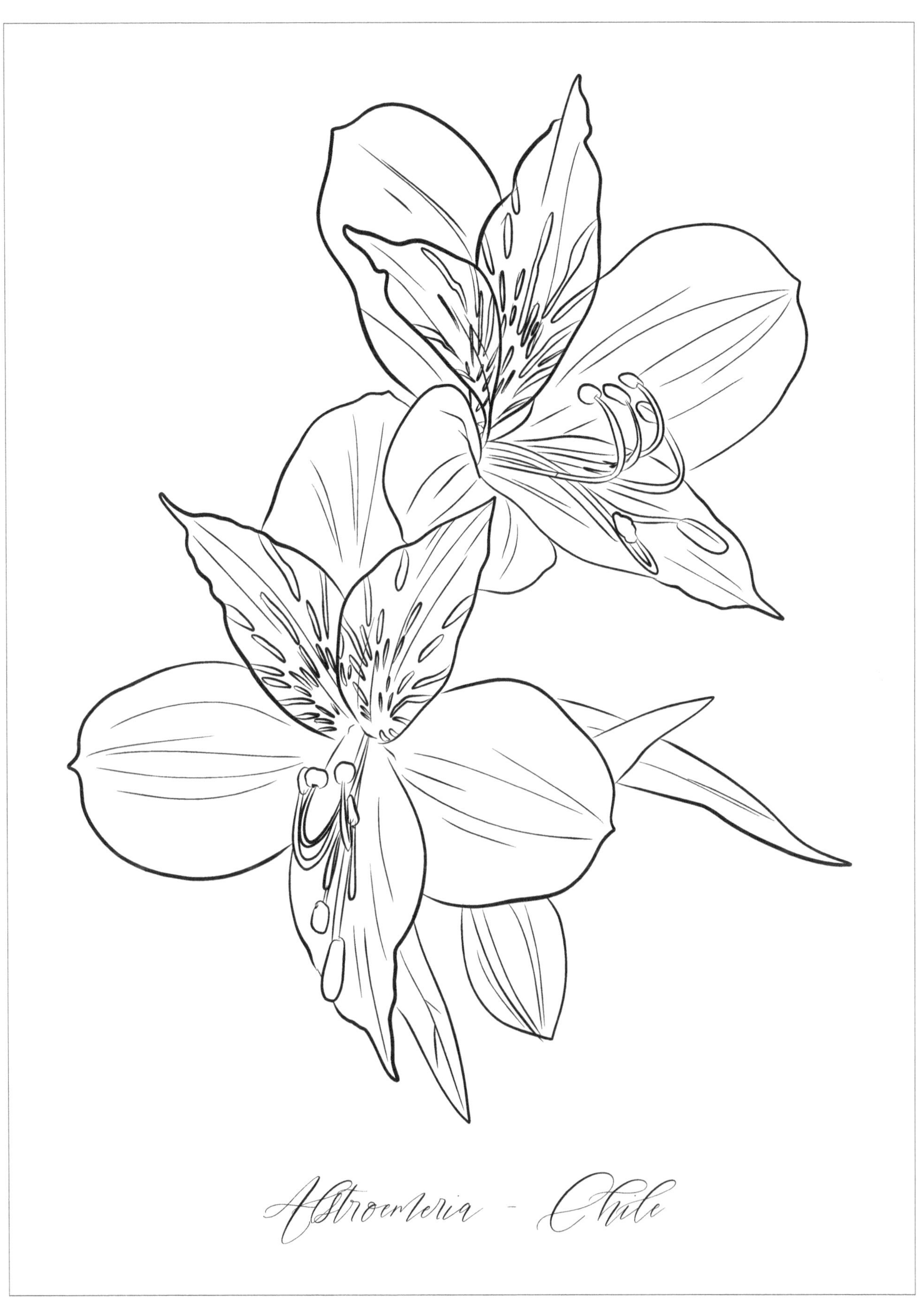

Alstroemeria – Chile

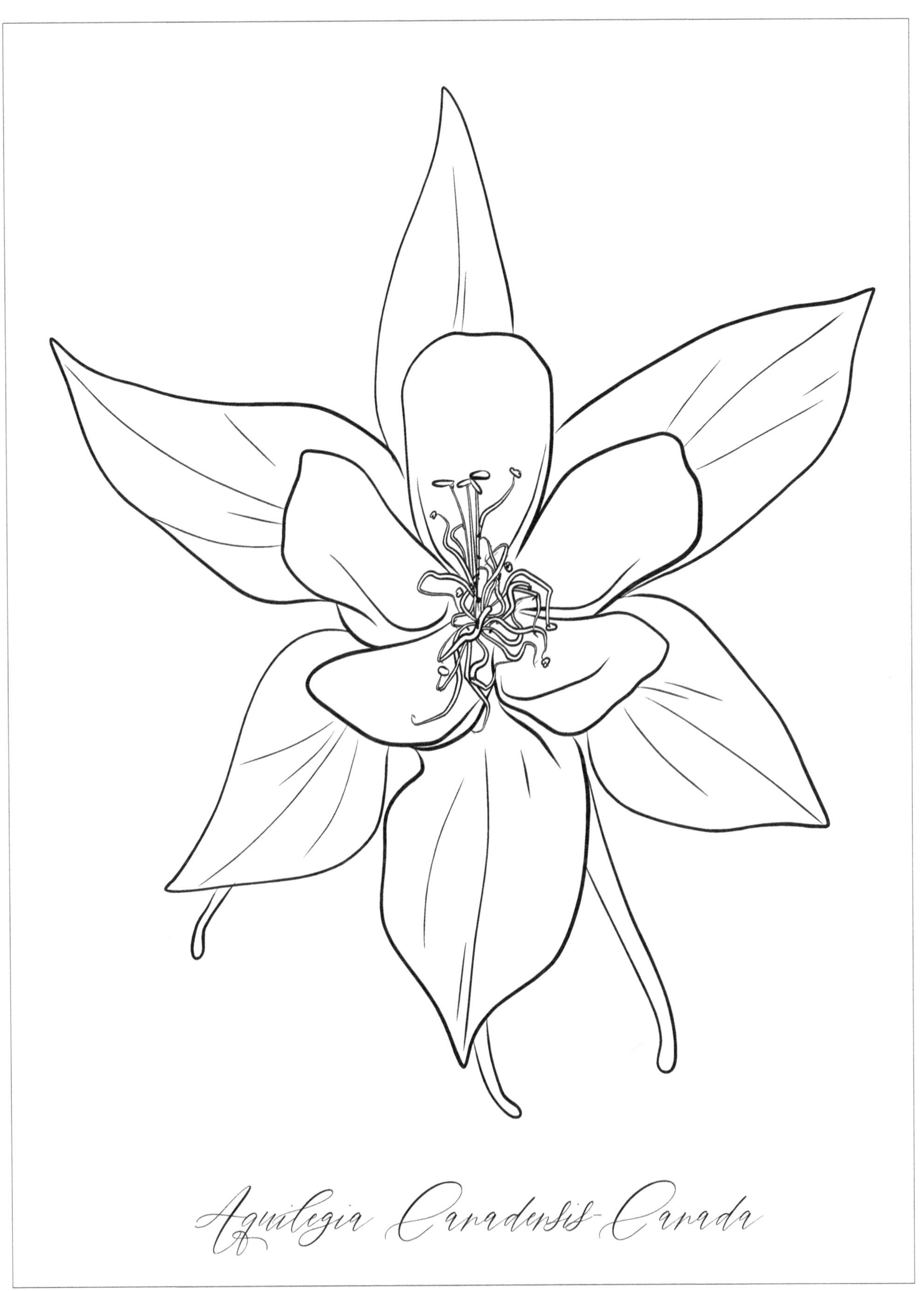

Aquilegia Canadensis - Canada

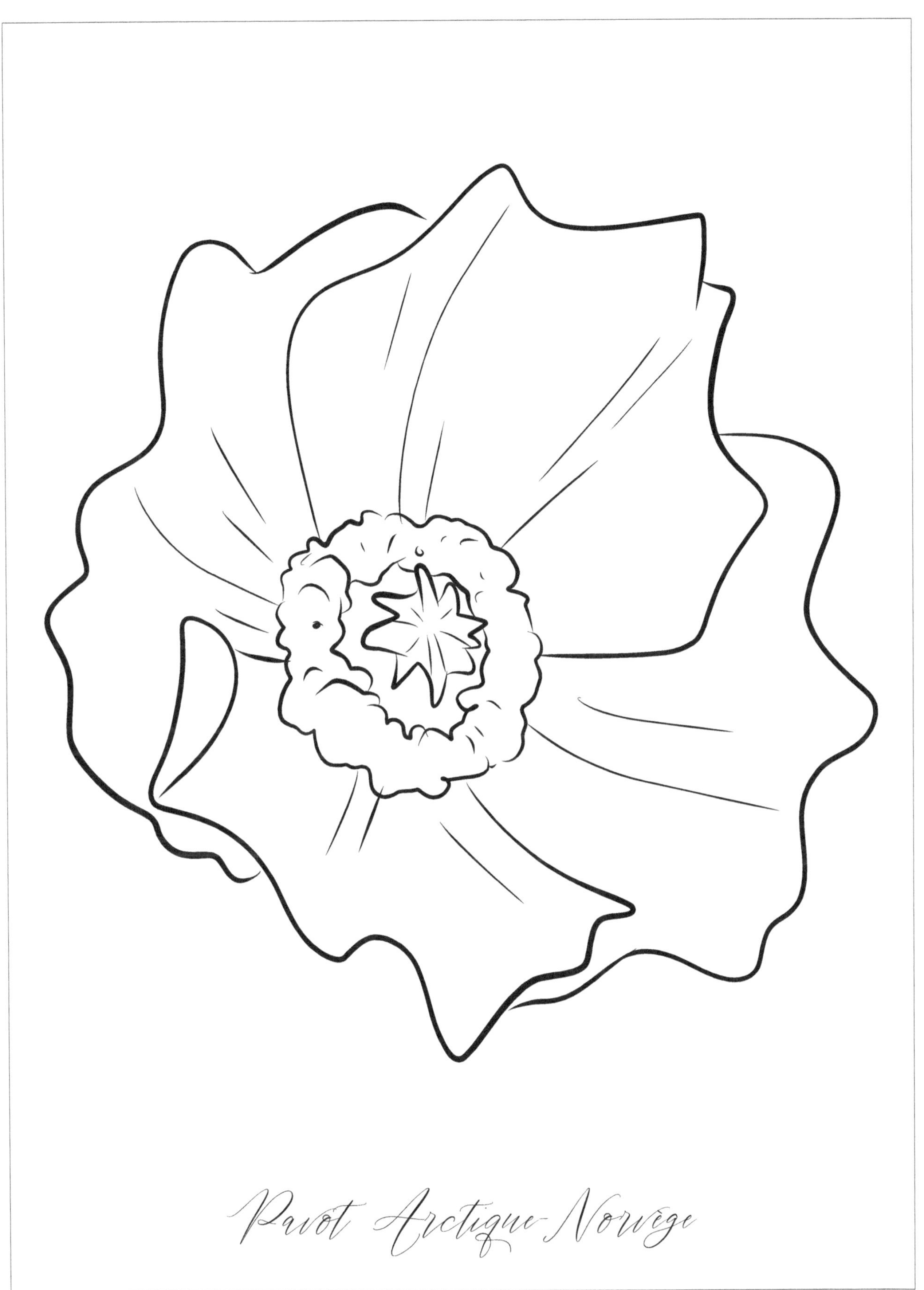

Pavot Arctique Norvège

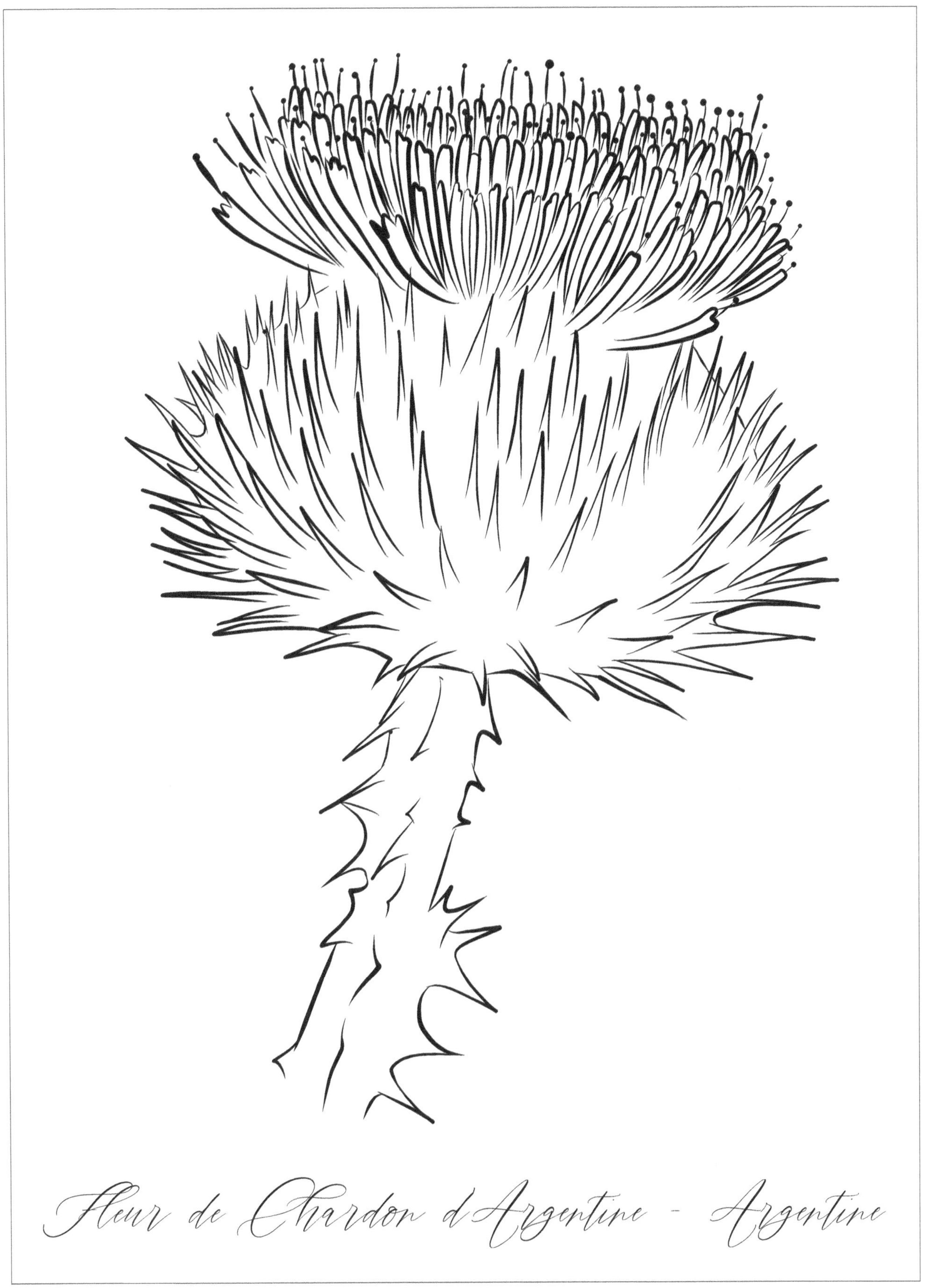

Fleur de Chardon d'Argentine - Argentine

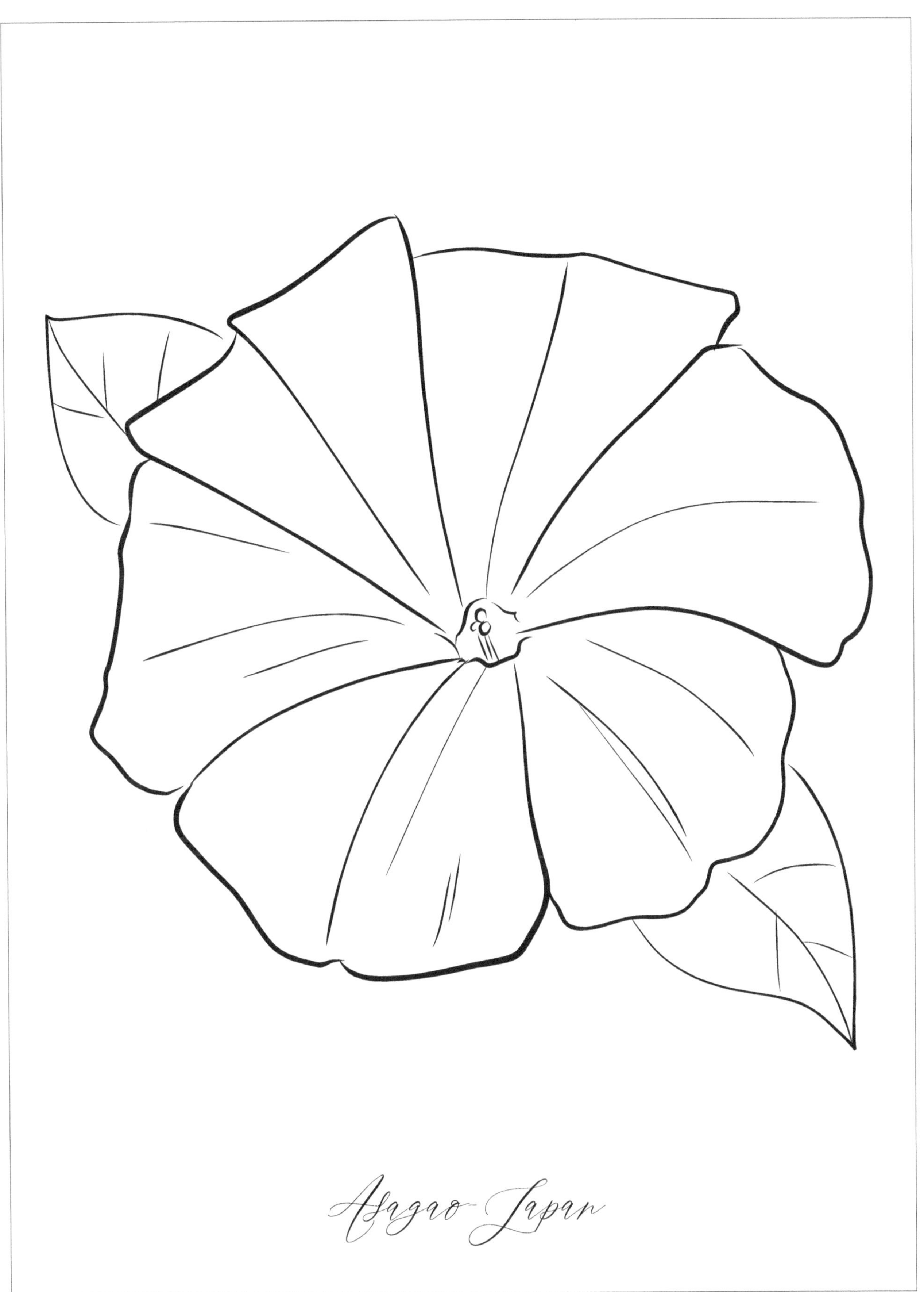

Asagao Japan

Imagination Olfactive

Regardez la fleur sur la page opposée.

- Fermez les yeux
- Imaginez l'odeur de cette fleur
- Imaginez sa couleur

Visualisation de la Chute des Pétales

Fermez les yeux et imaginez un pétale flottant
lentement vers le bas à chaque expiration.
Laissez chaque pétale tomber en emportant une pensée stressante.

Citation
d'affirmation

Je suis ancré dans ce moment. Rien d'autre n'a d'importance en ce moment.

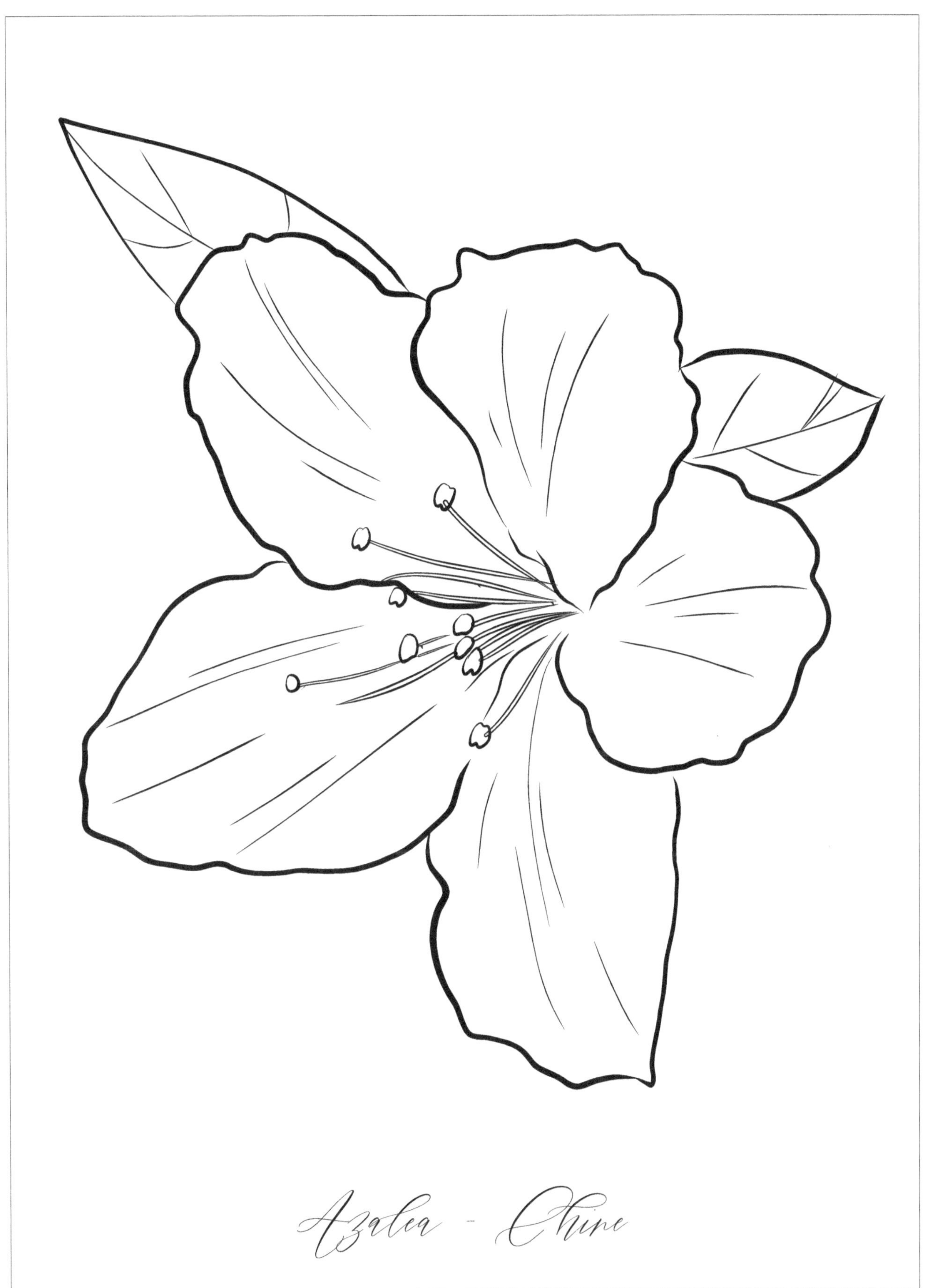

Azalea - Chine

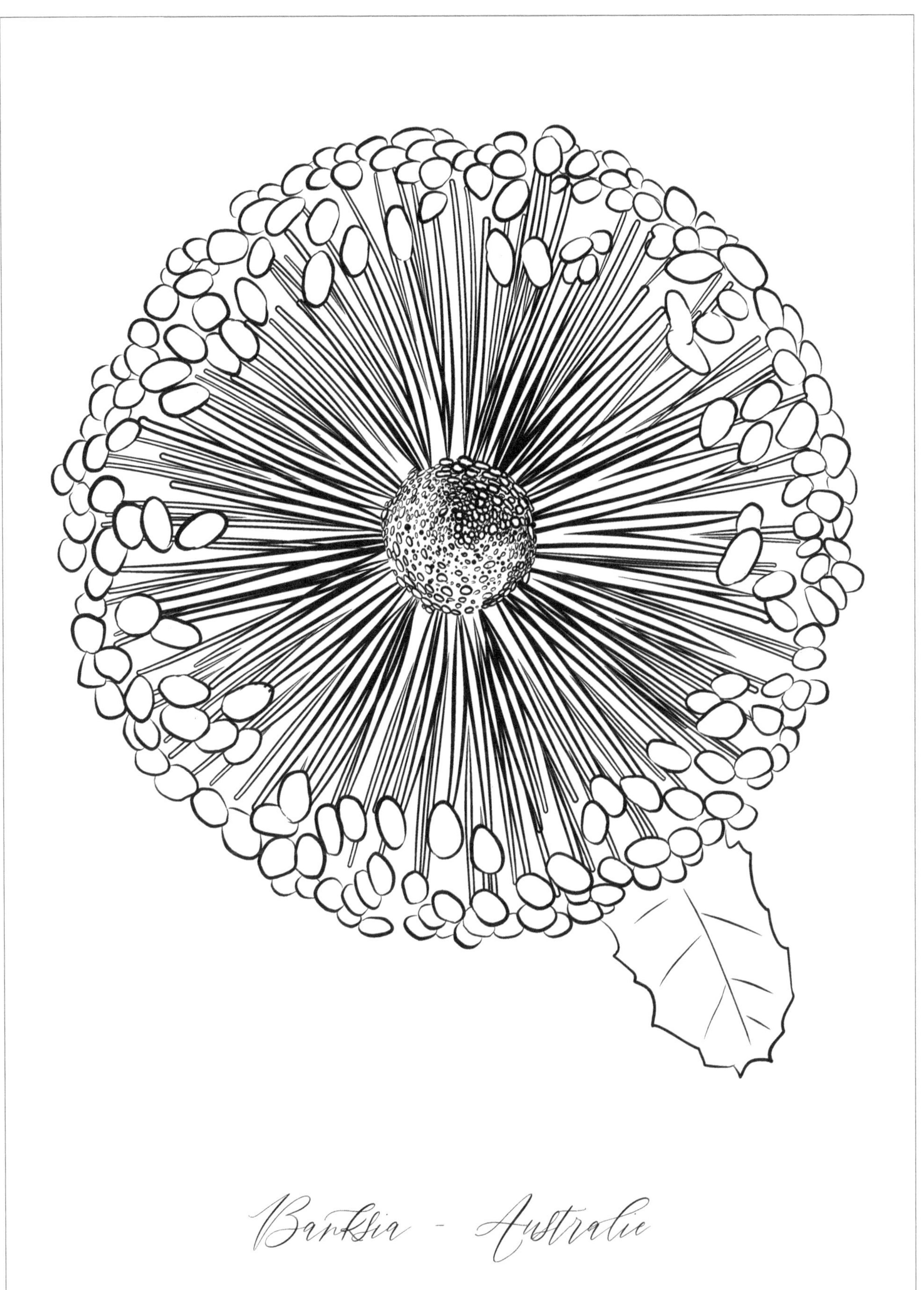

Banksia - Australie

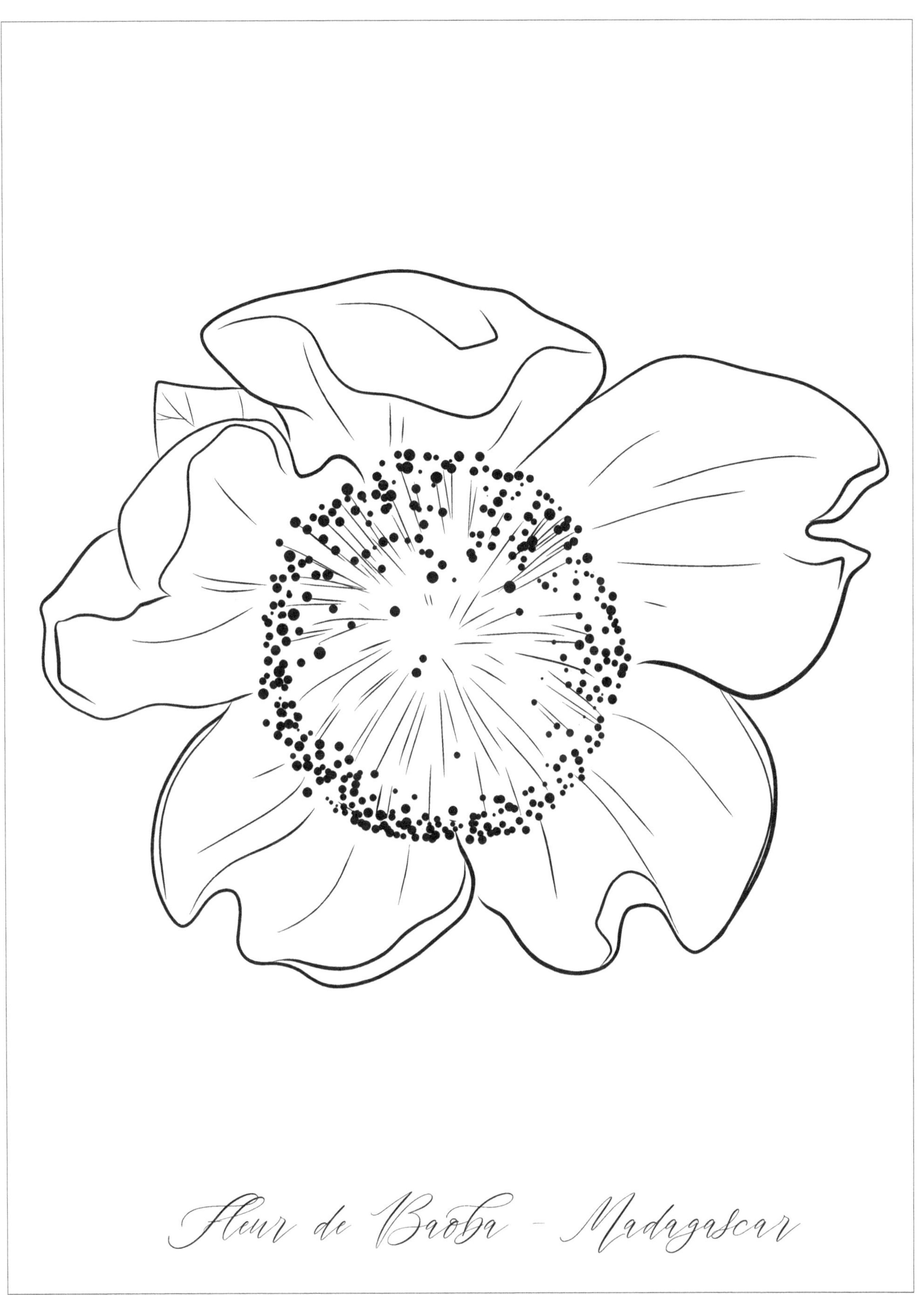

Fleur de Baobab - Madagascar

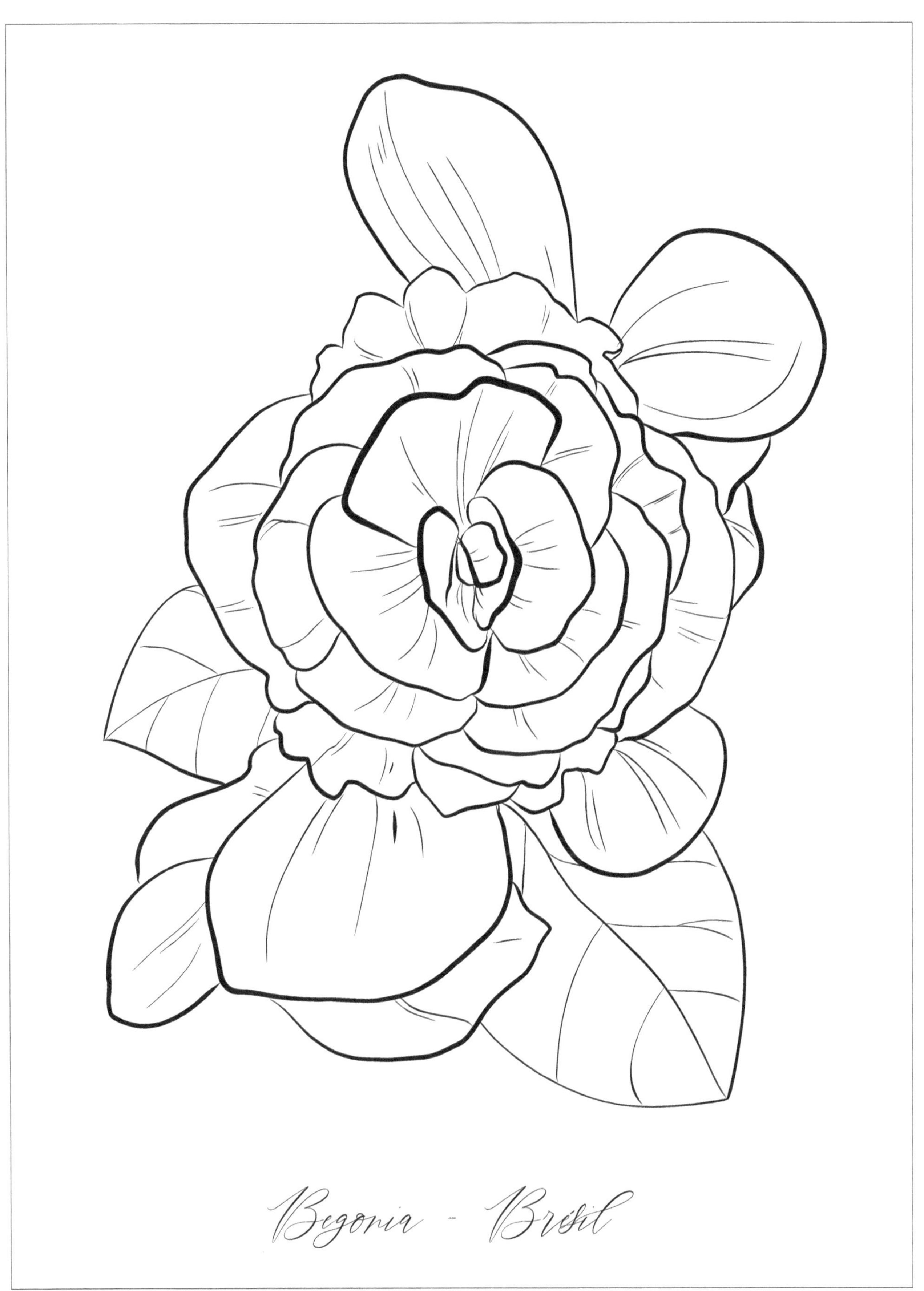

Begonia - Brésil

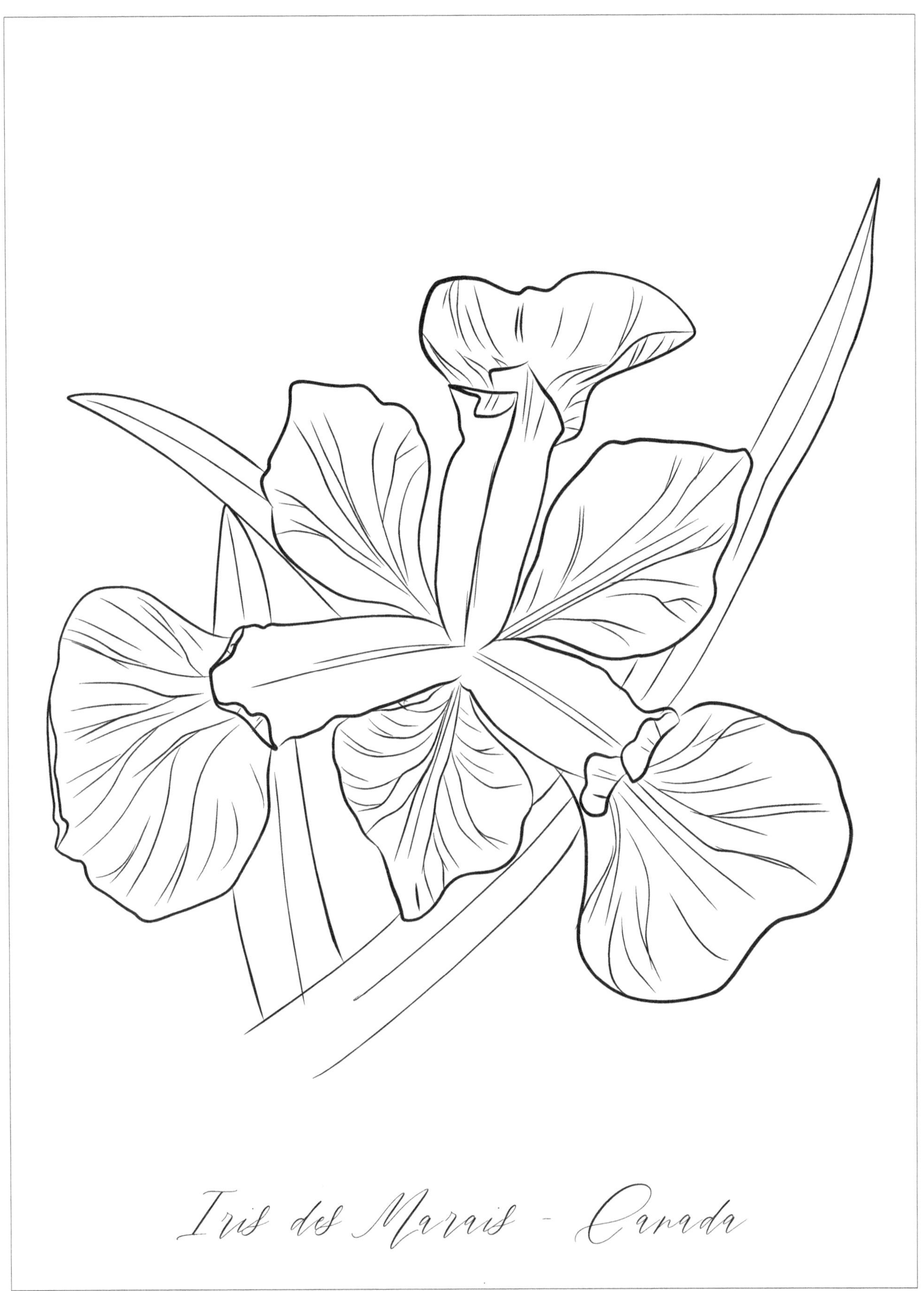

Iris des Marais - Canada

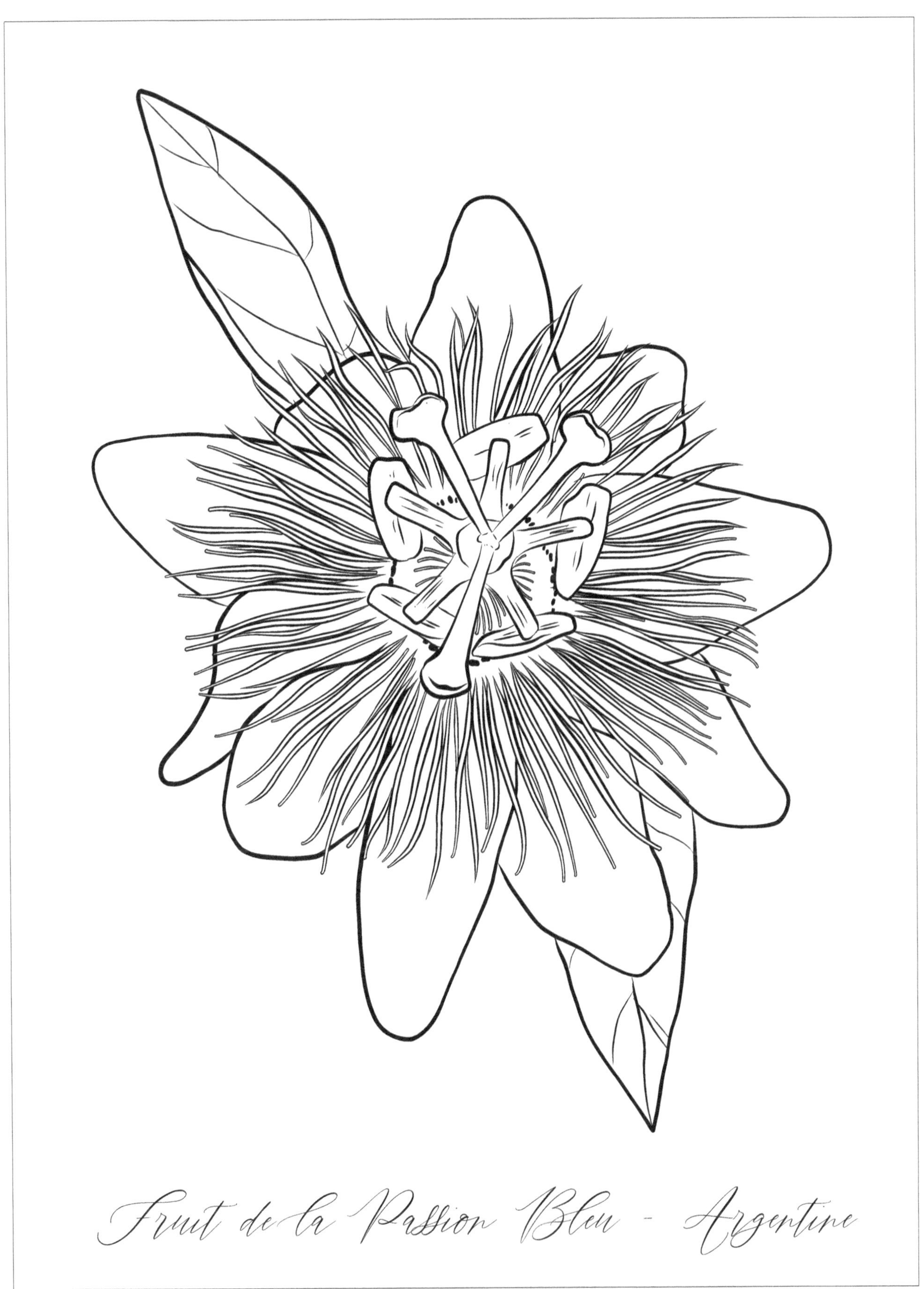

Fruit de la Passion Bleu - Argentine

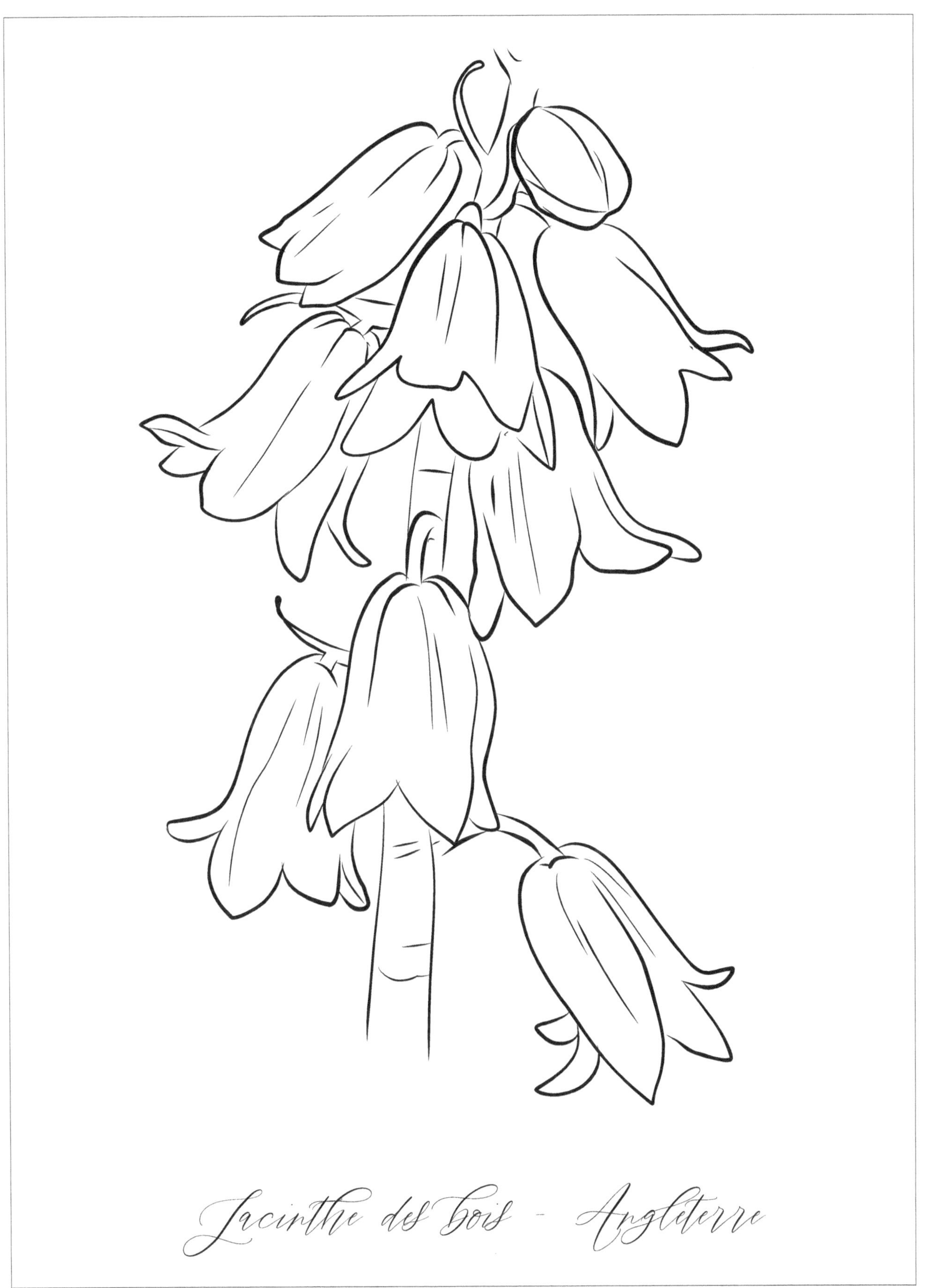

Jacinthe des bois - Angleterre

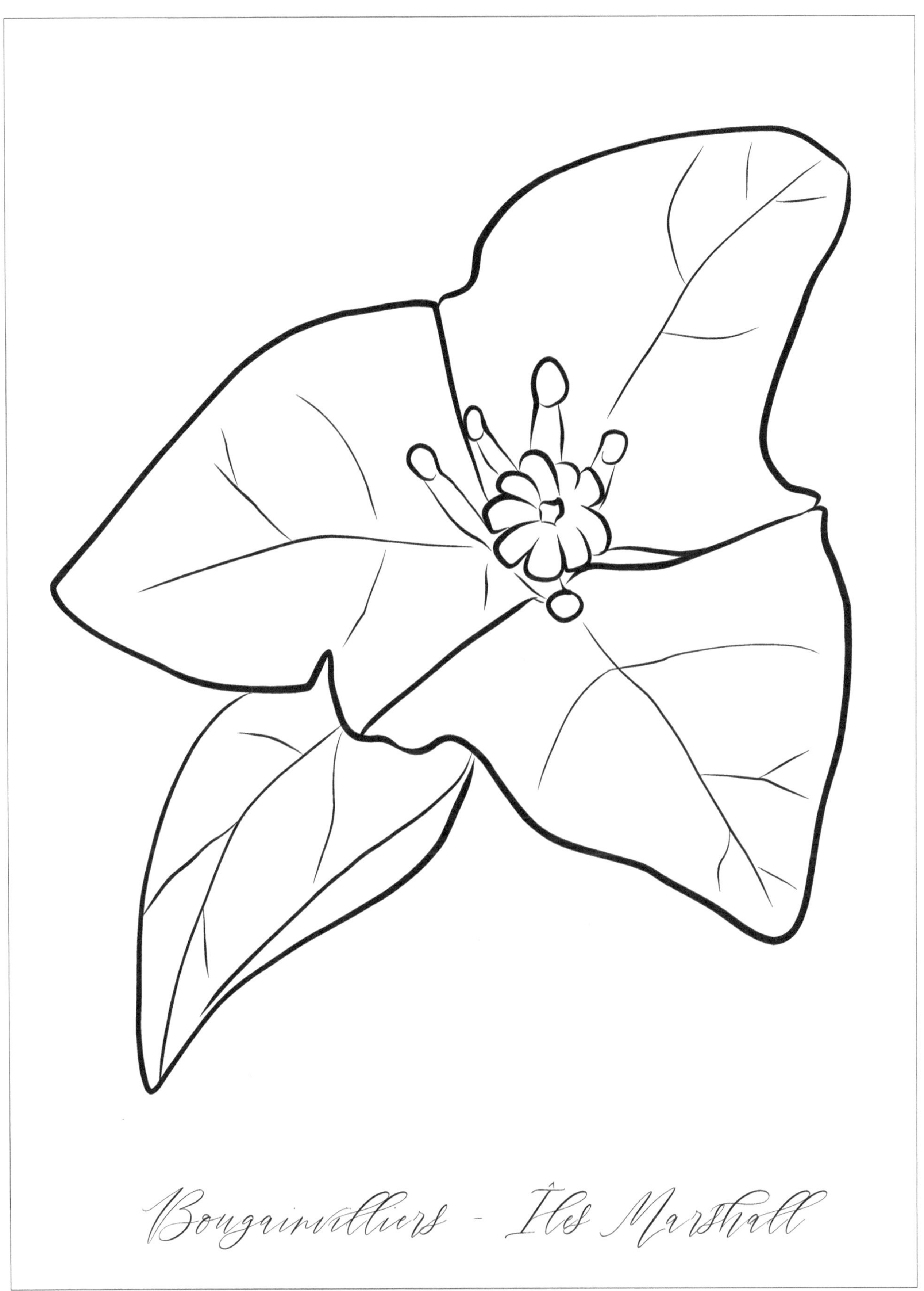

Bougainvilliers - Îles Marshall

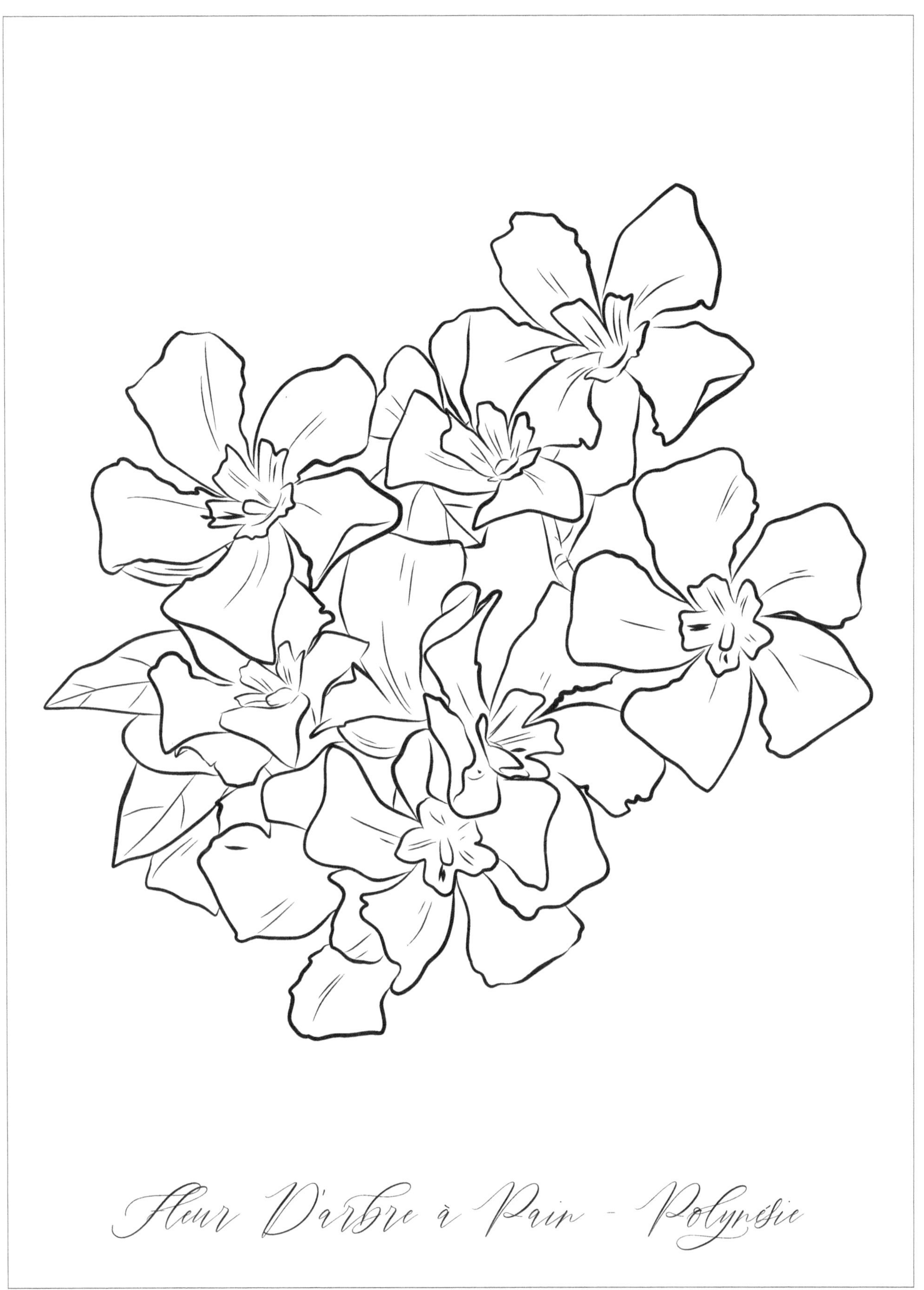

Fleur D'arbre à Pain - Polynésie

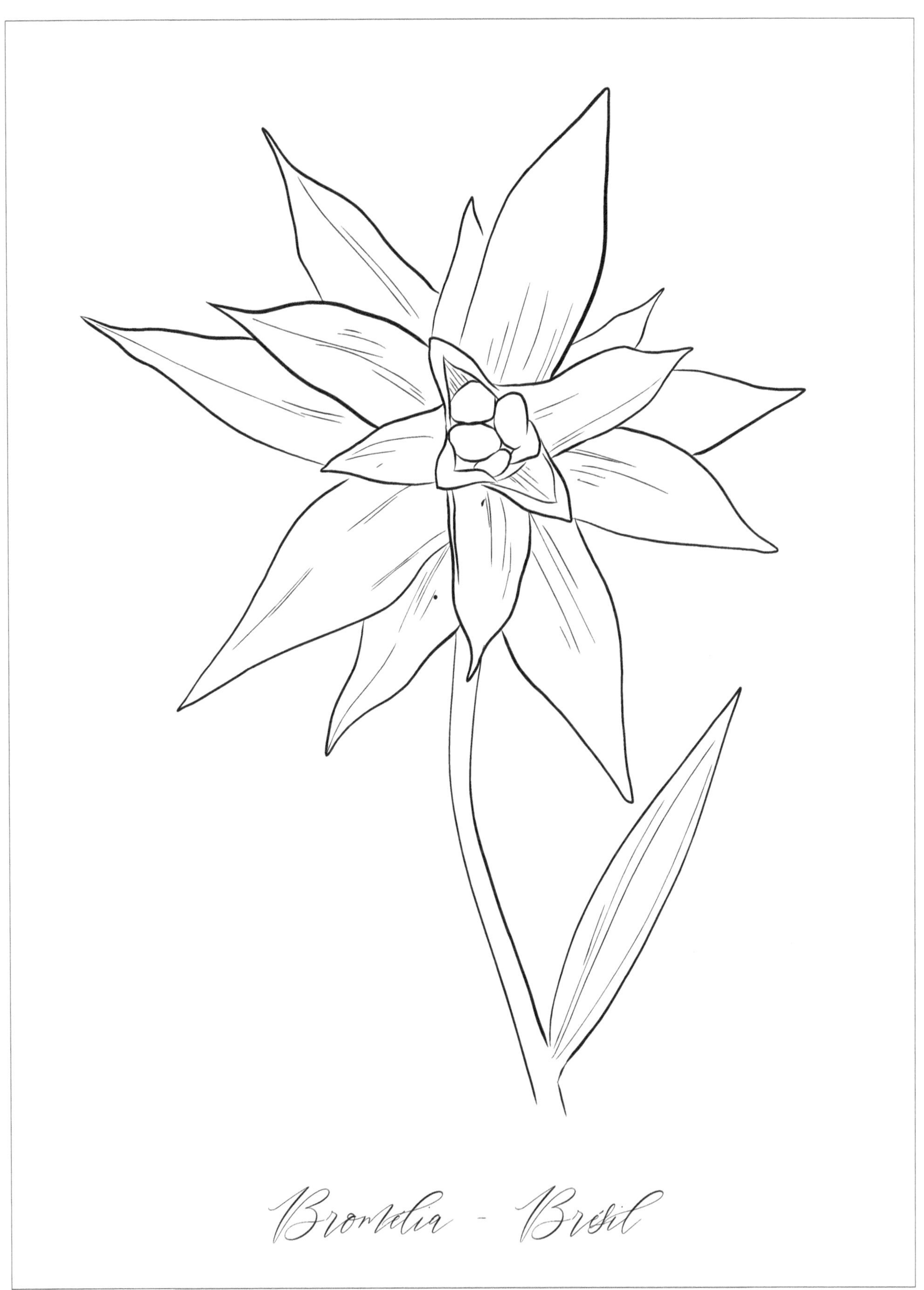

Bromélia - Brésil

Imagination Olfactive

Regardez la fleur sur la page opposée.

- Fermez les yeux
- Imaginez l'odeur de cette fleur
- Imaginez sa couleur

Main sur le Cœur, Souffle en Paix

- Placez votre main sur votre poitrine. Inspirez profondément et dites dans votre esprit : « *Je suis en sécurité* ».
- Expirez et pensez : « *Je suis calme* ».
- Répétez 3 à 5 fois.

Citation
d'affirmation

En expirant, je laisse aller ce que je ne peux pas contrôler.

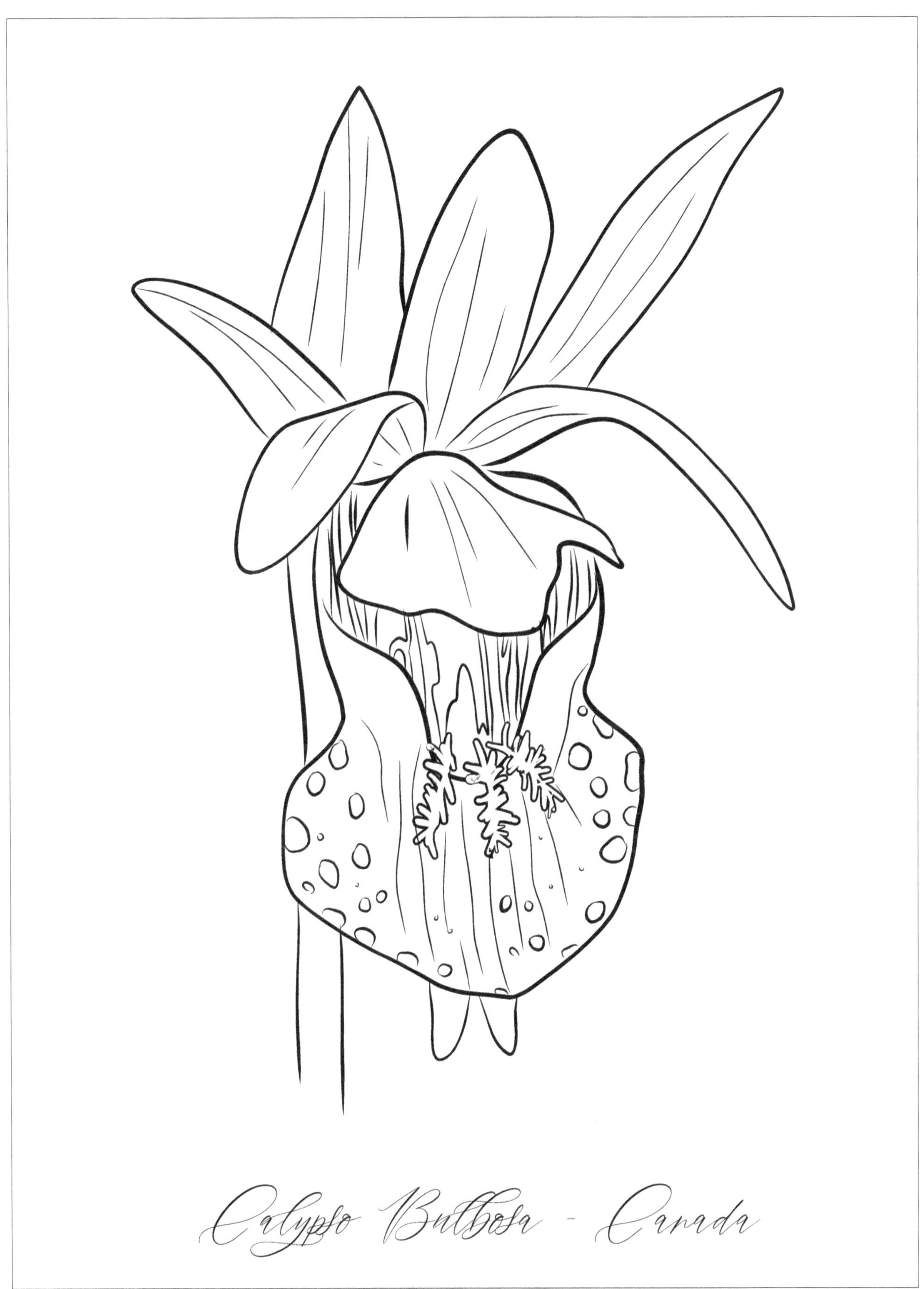

Calypso Bulbosa - Canada

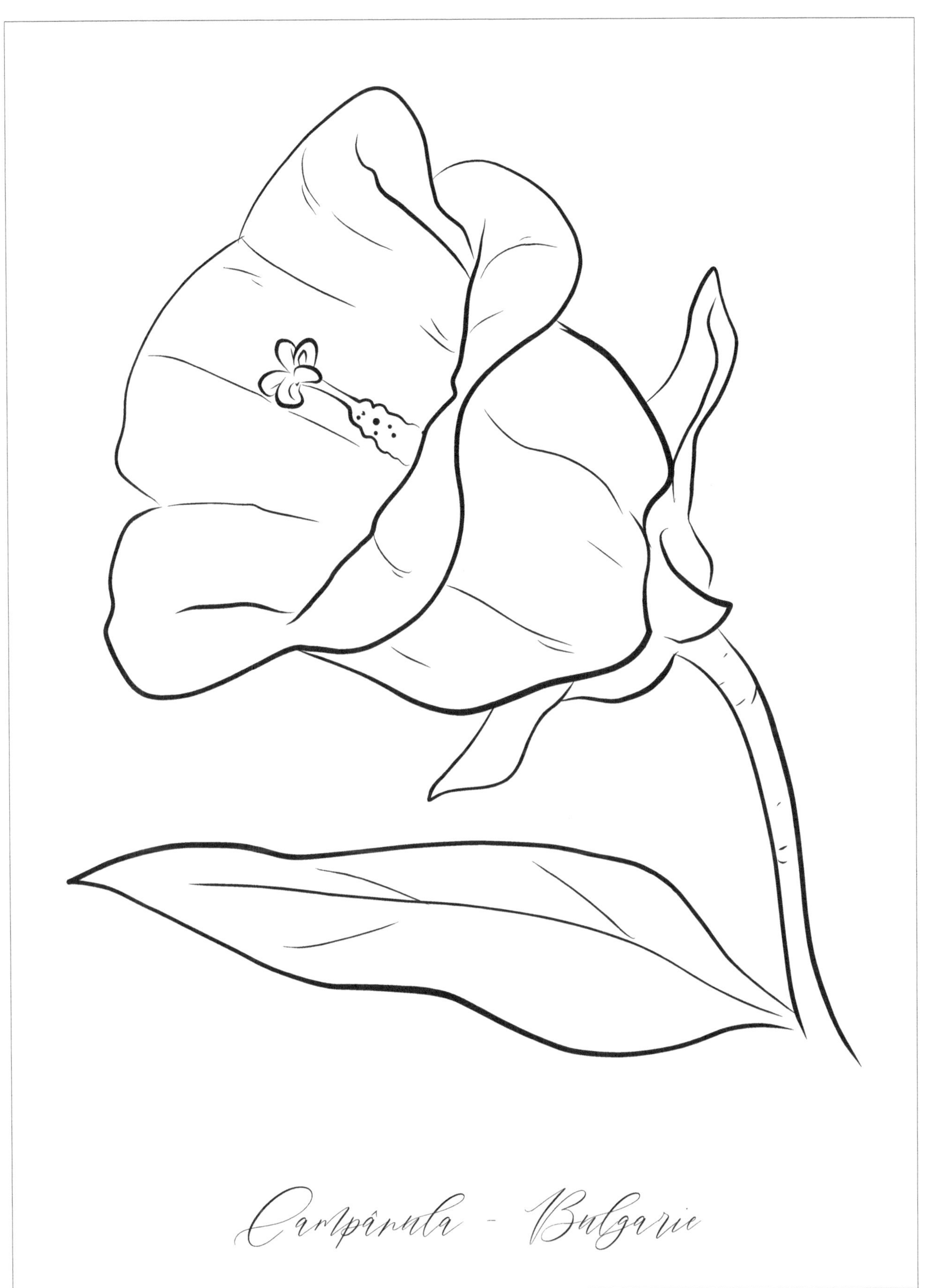

Campânula - Bulgarie

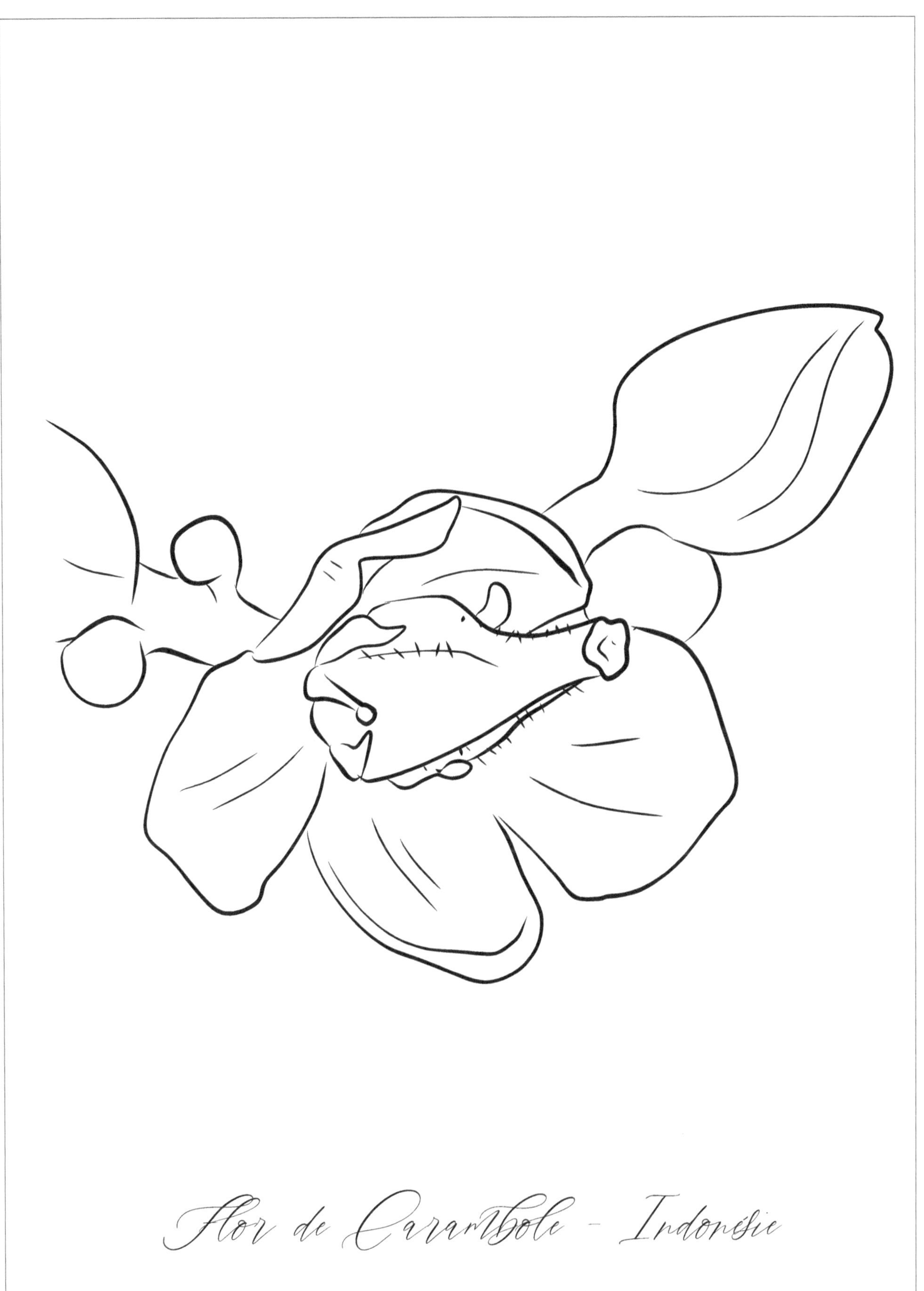

Flor de Carambole – Indonésie

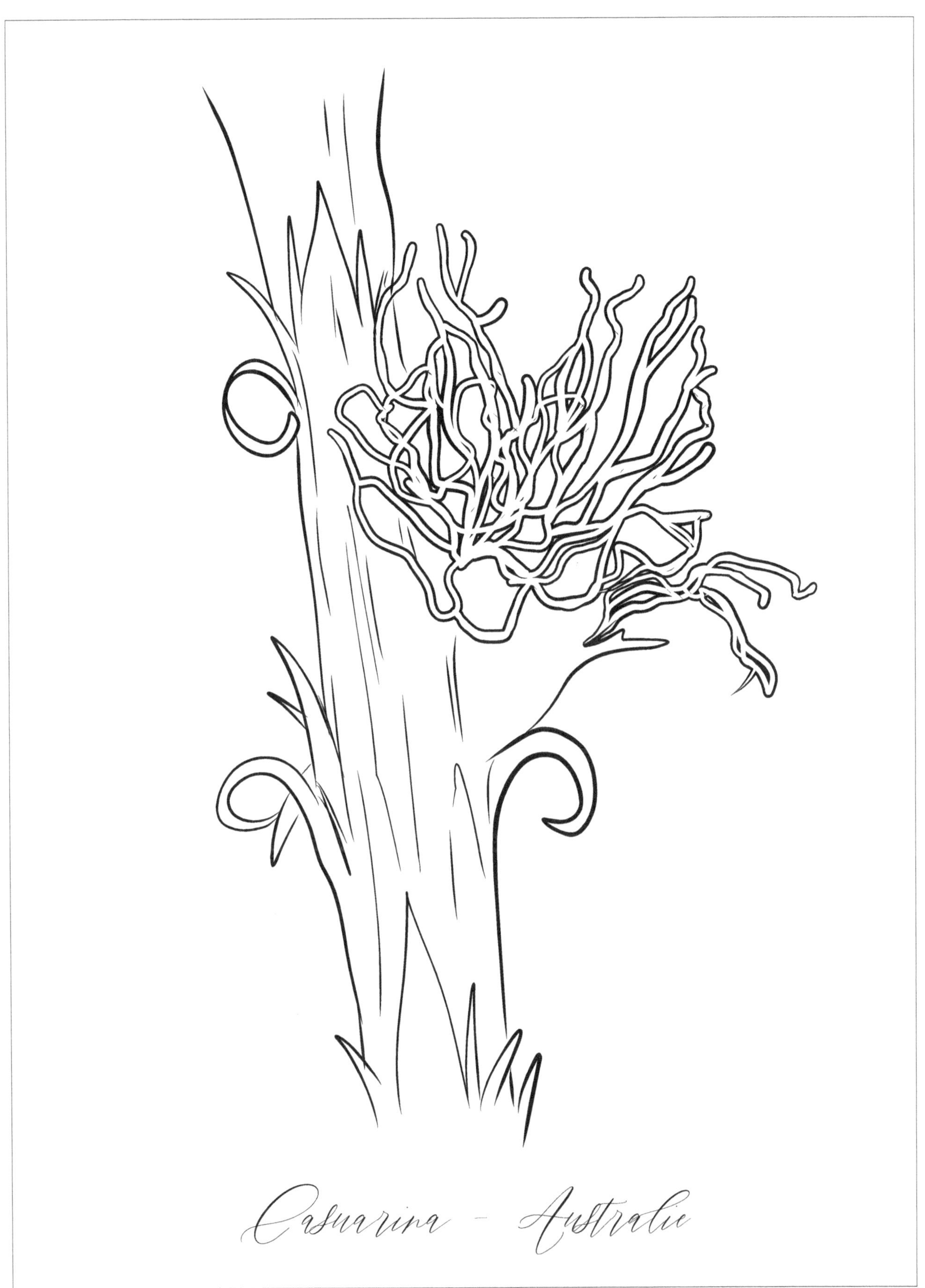

Casuarina - Australie

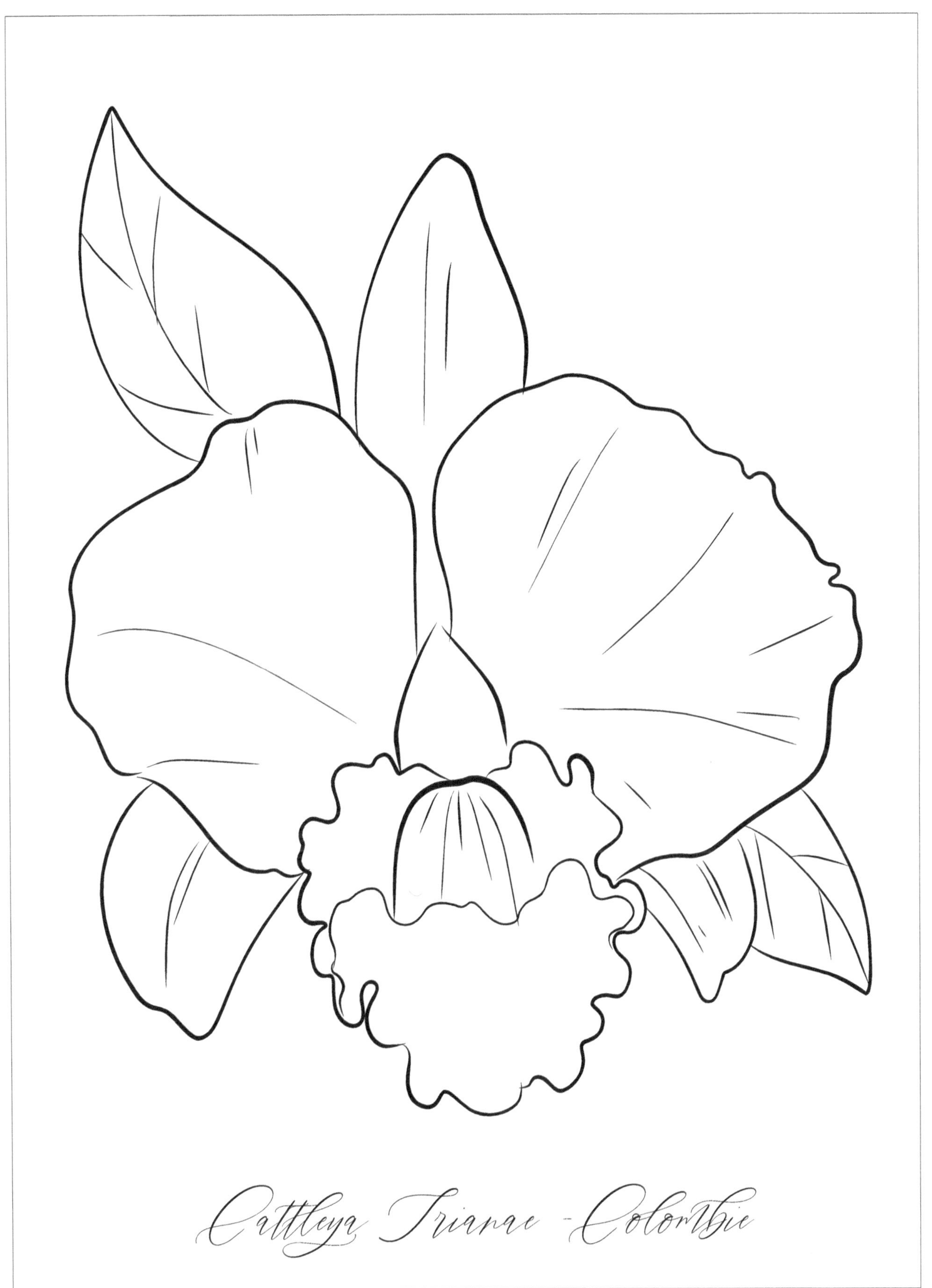

Cattleya Trianae - Colombie

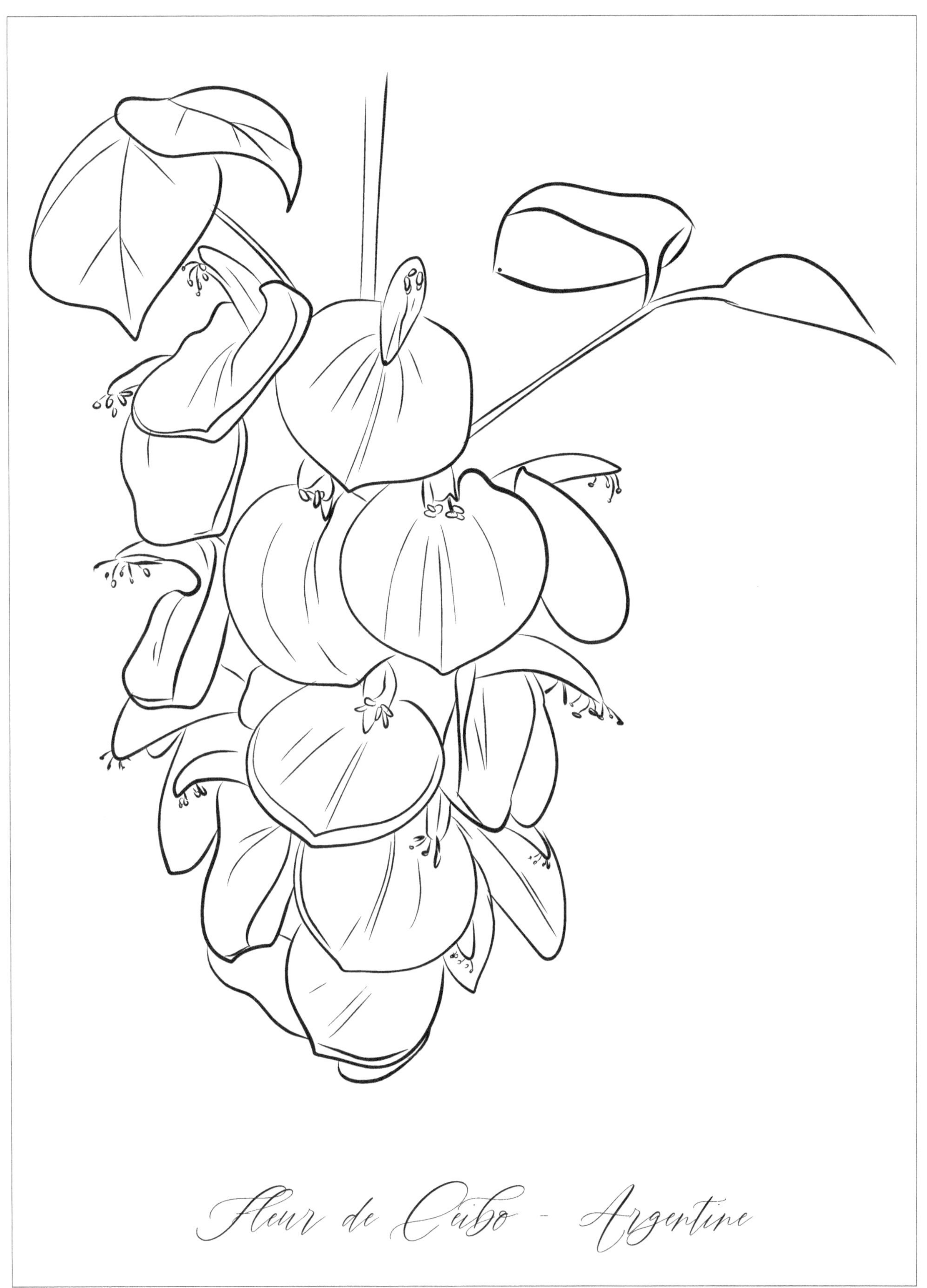

Fleur de Ceibo — Argentine

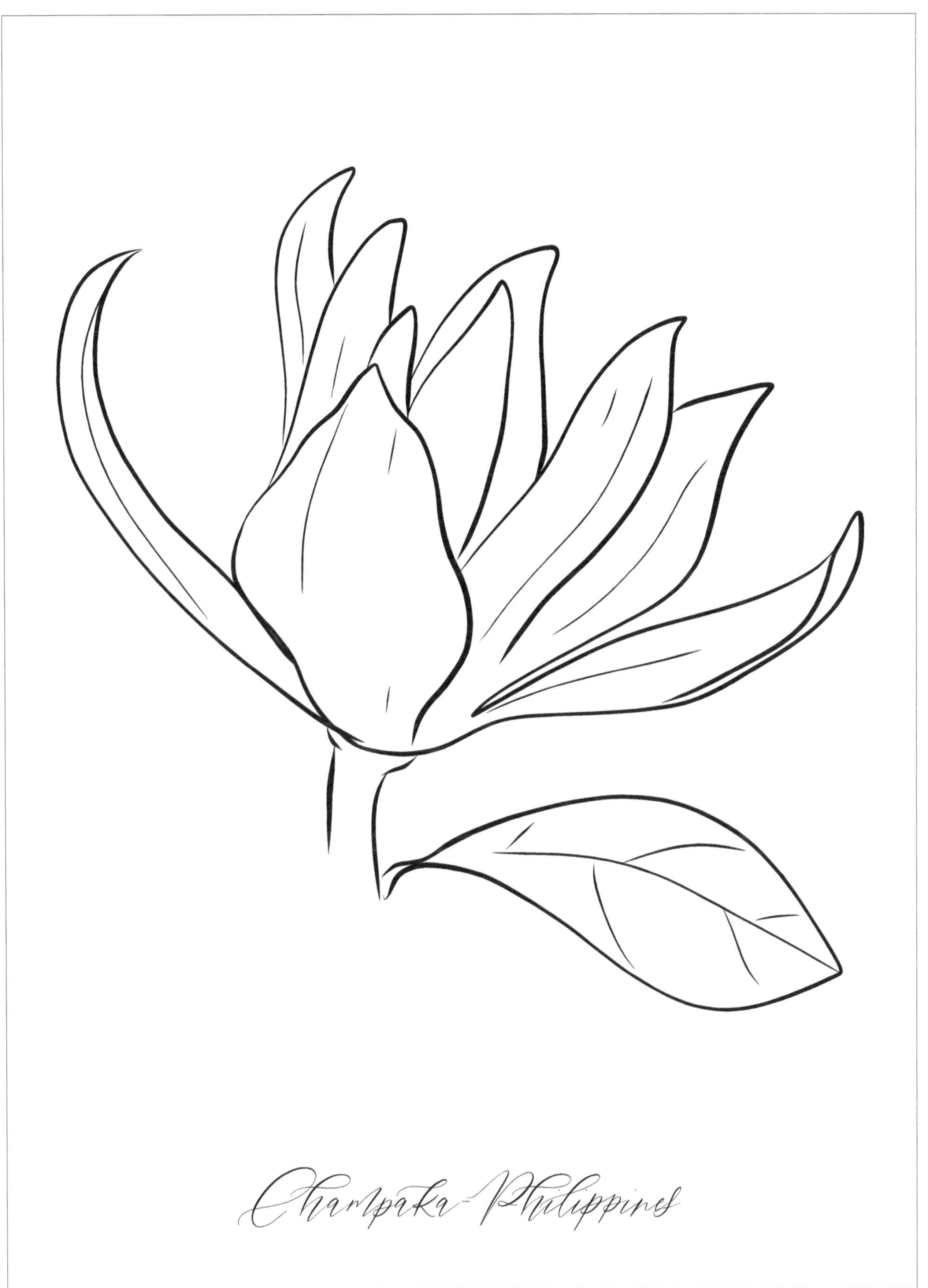

Champaka - Philippines

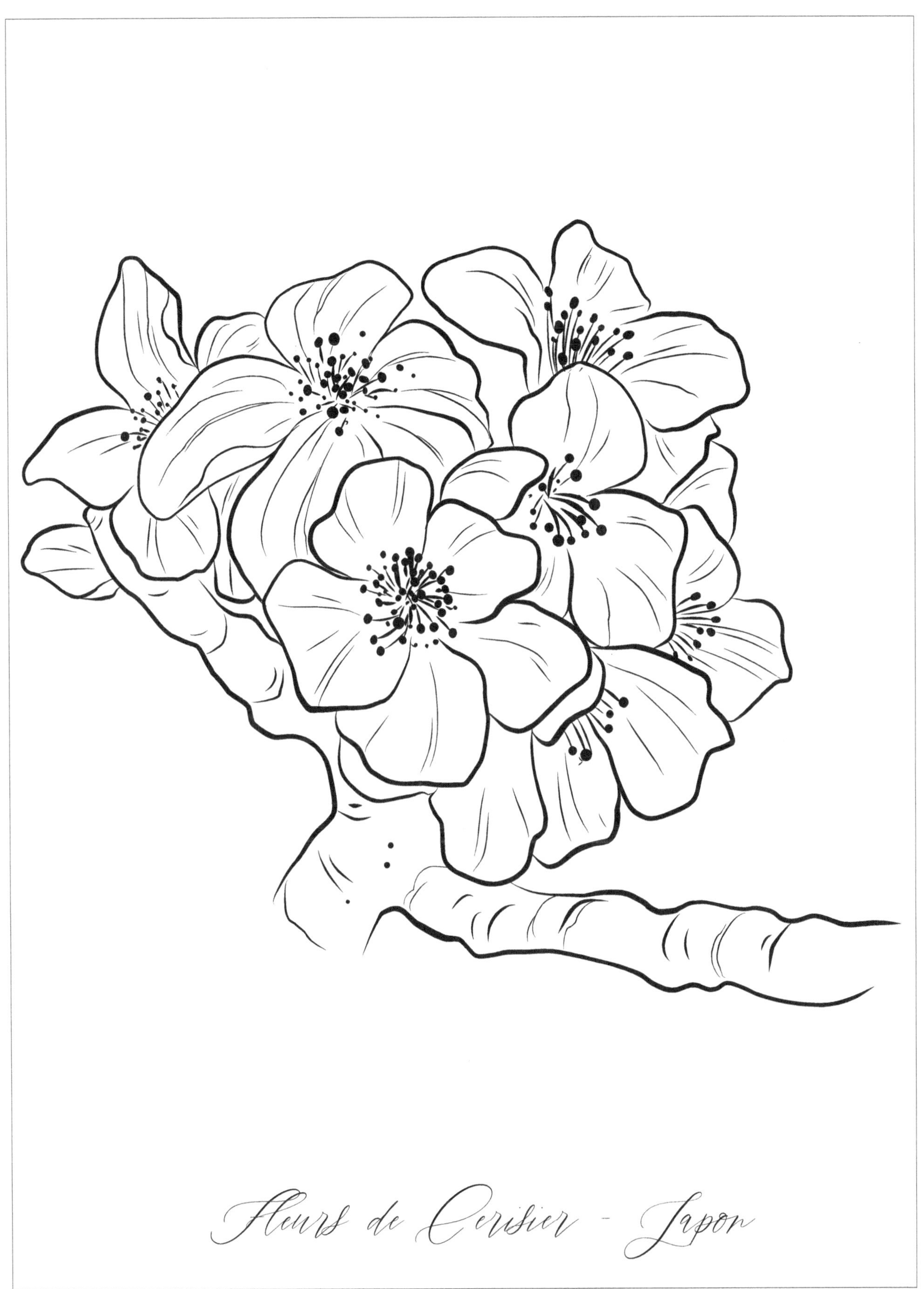

Fleurs de Cerisier - Japon

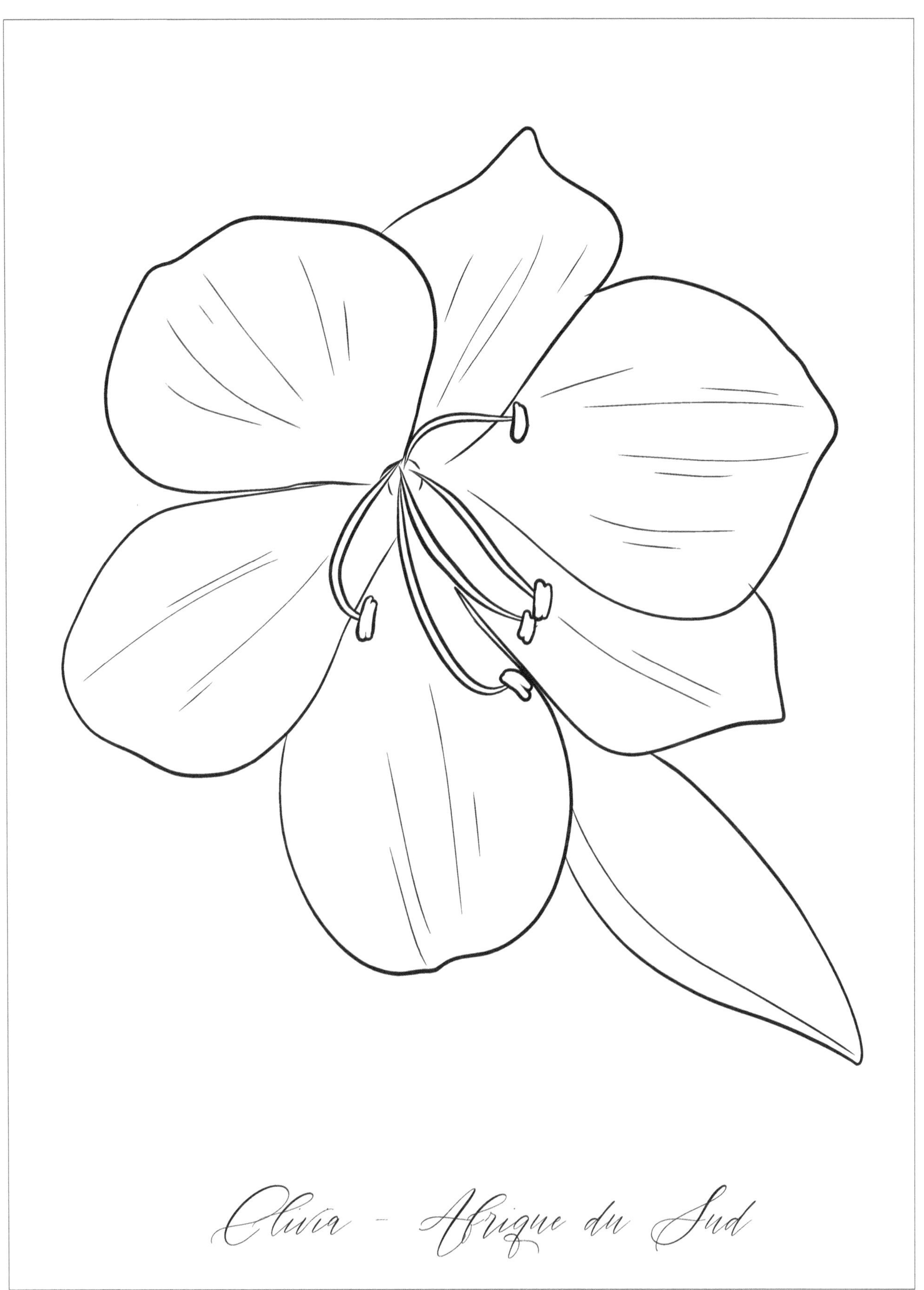

Olivia – Afrique du Sud

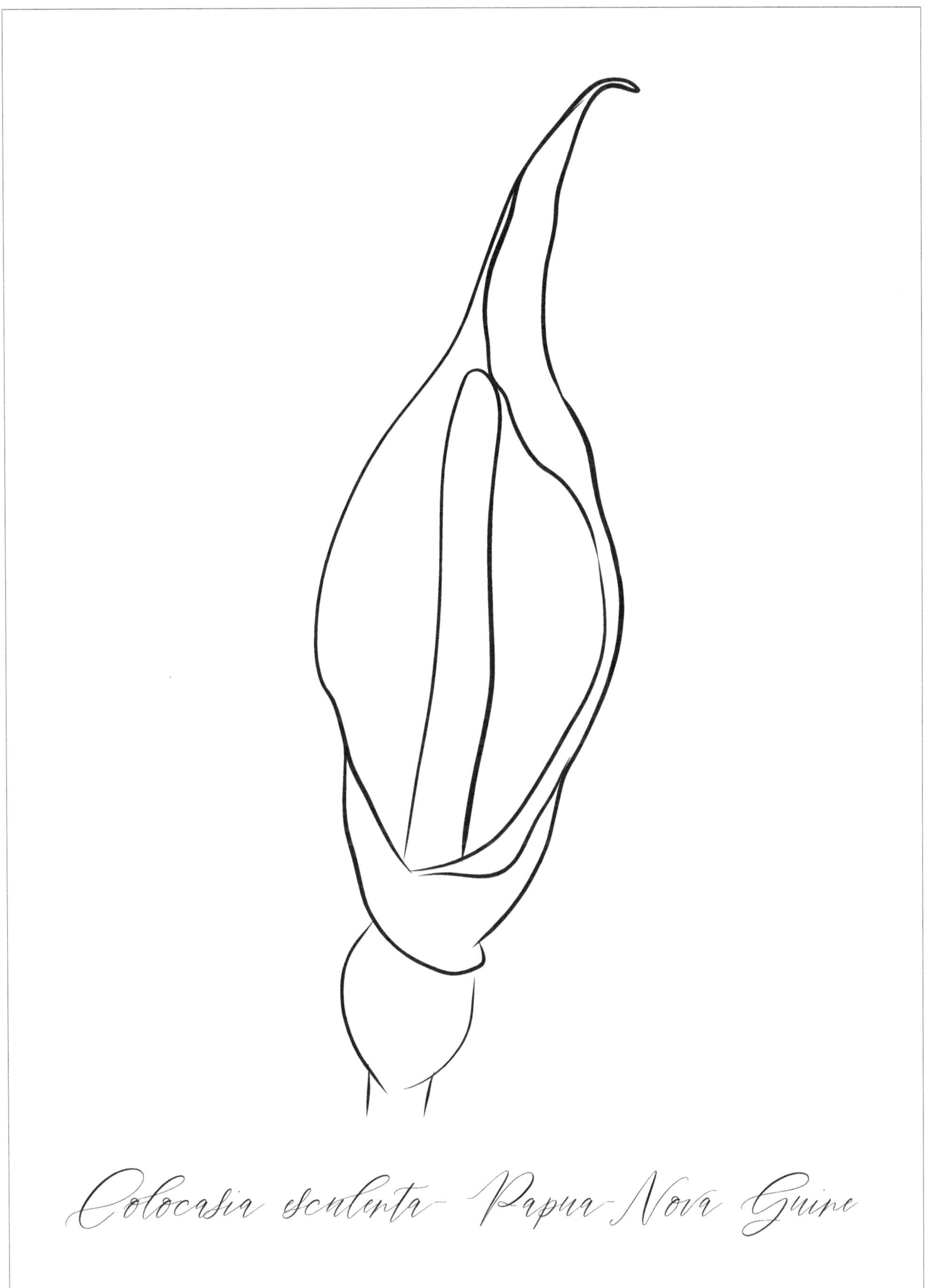

Colocasia esculenta - Papua-Nova Guine

> ### *Imagination Olfactive*
>
> Regardez la fleur sur la page opposée.
>
> - Fermez les yeux
> - Imaginez l'odeur de cette fleur
> - Imaginez sa couleur

> ### *L'analyse de la Nature en 60 Secondes*
>
> Regardez la fleur. Fermez les yeux et étudiez ses couleurs, ses textures et ses formes pendant 60 secondes. Maintenant, peignez-la comme vous l'avez imaginée.

Citation d'affirmation

Comme une fleur au soleil, je m'ouvre doucement au calme.

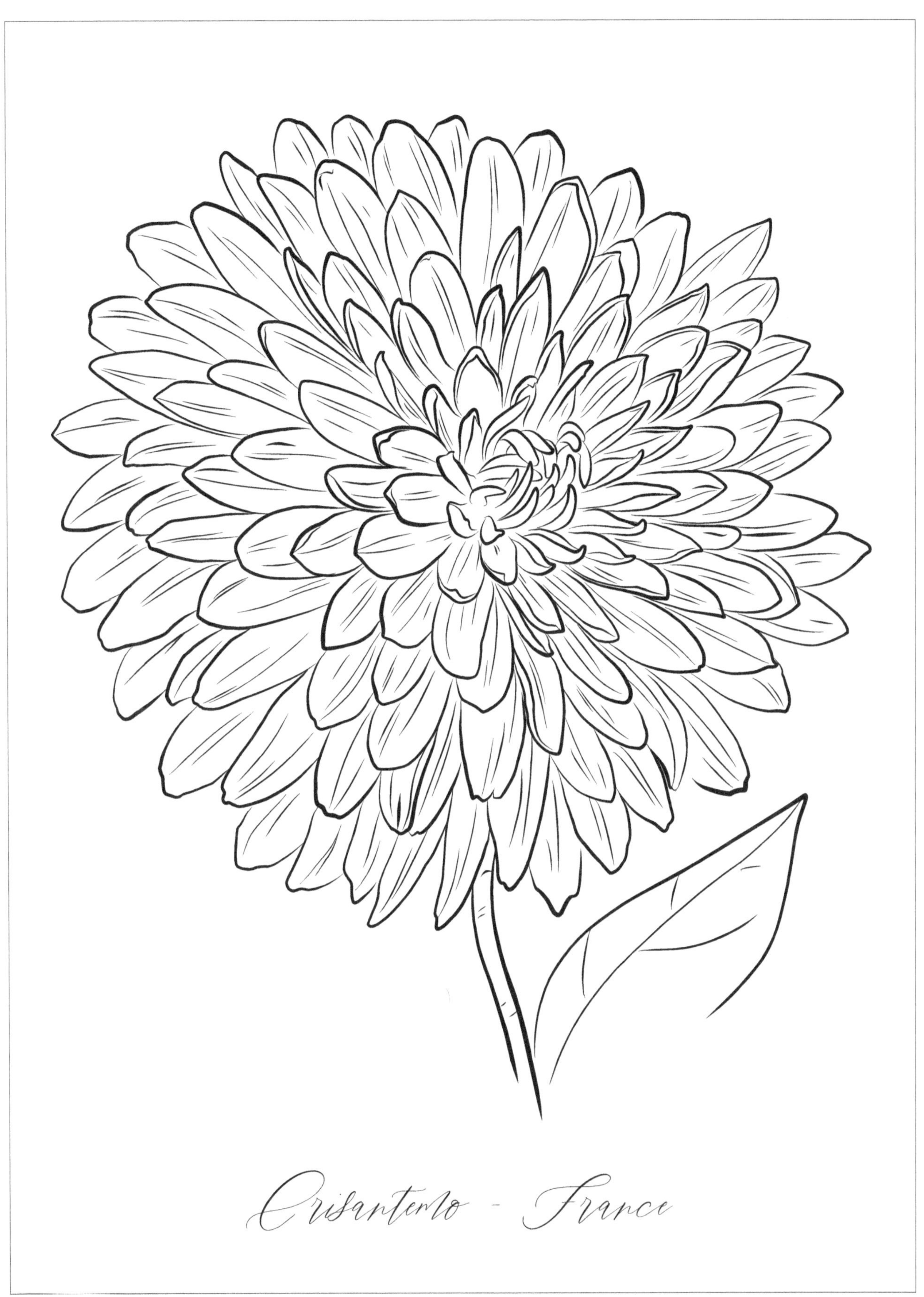

Crisantemo - France

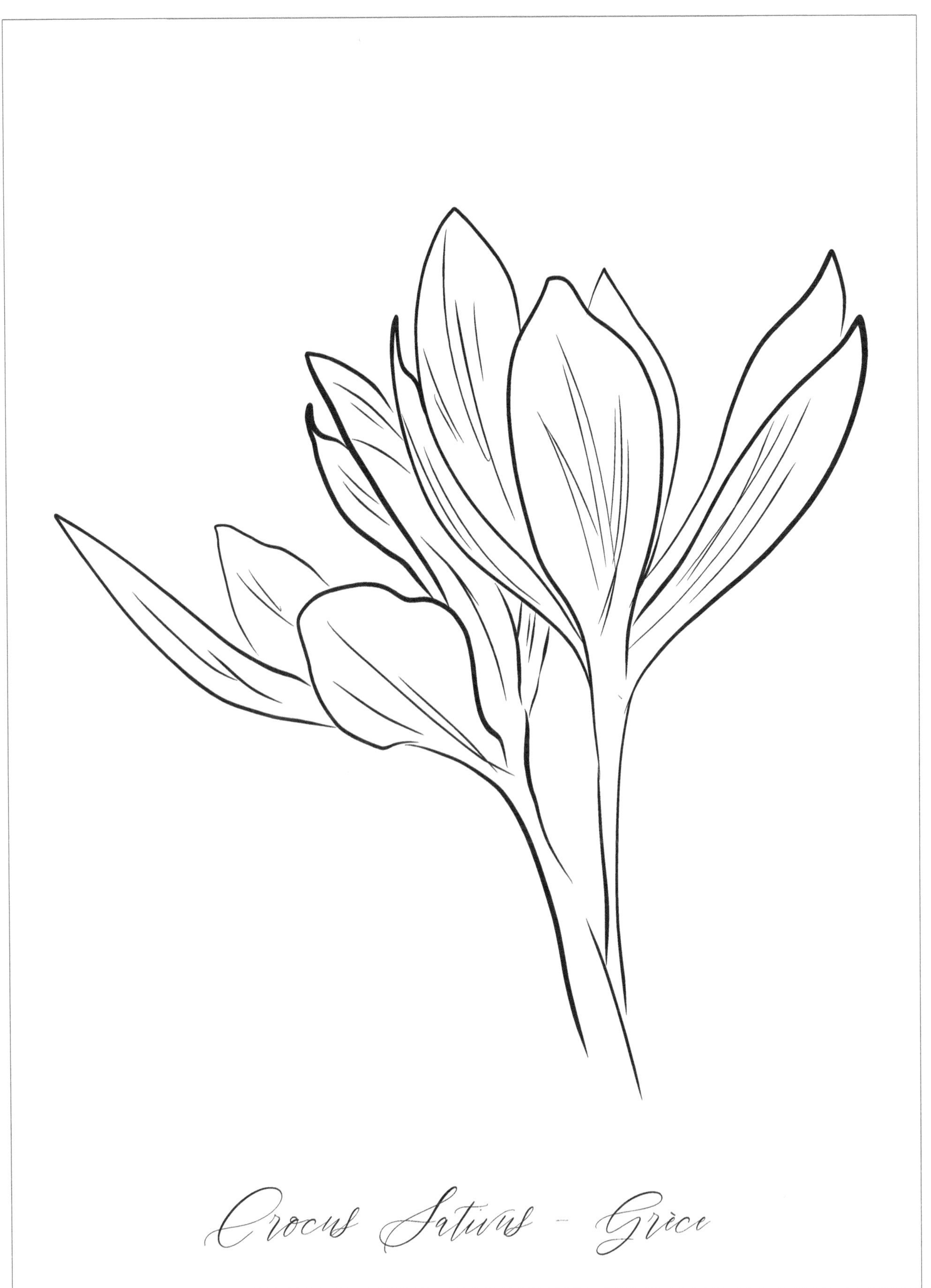

Crocus Sativus - Grèce

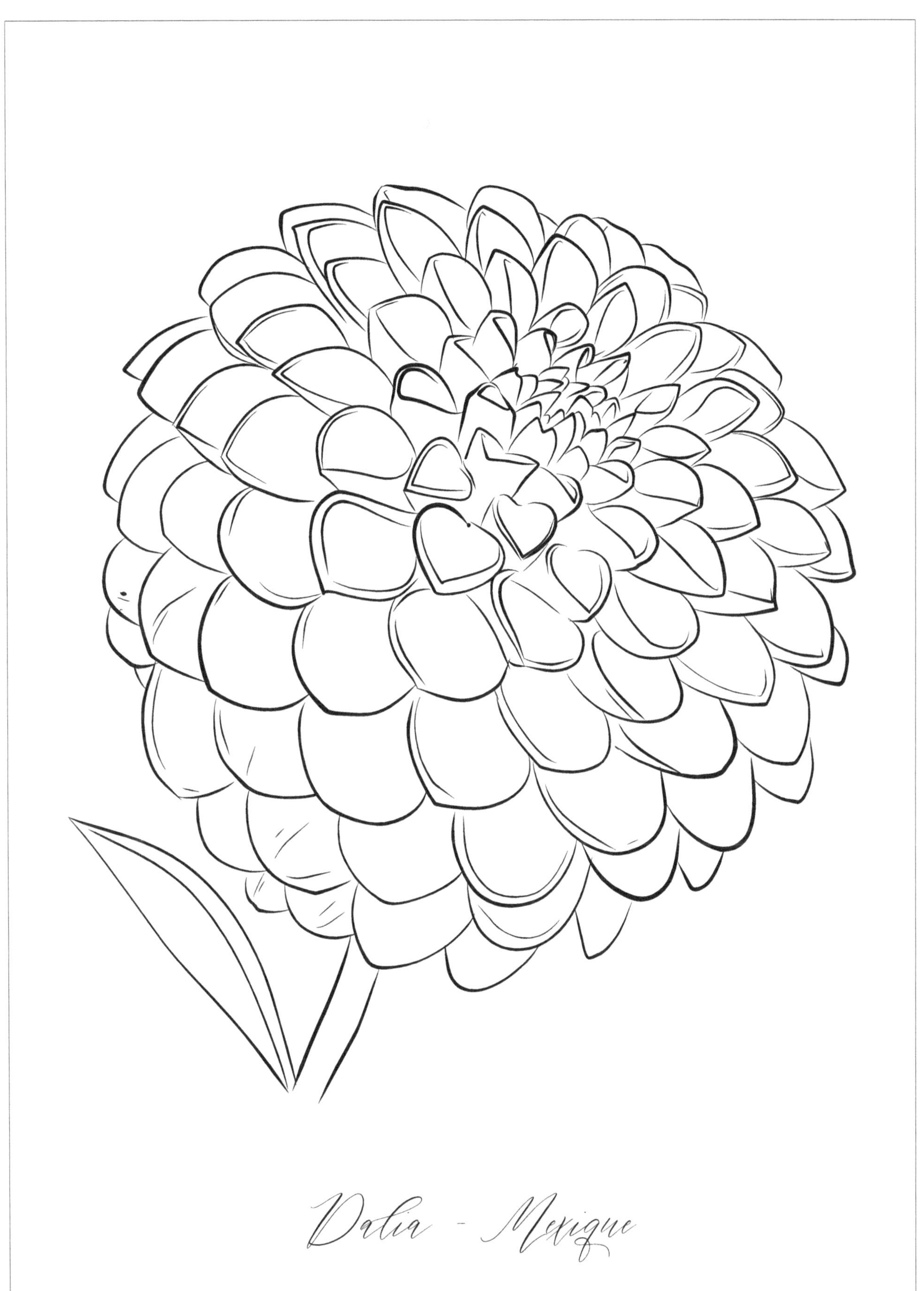

Dahlia - Mexique

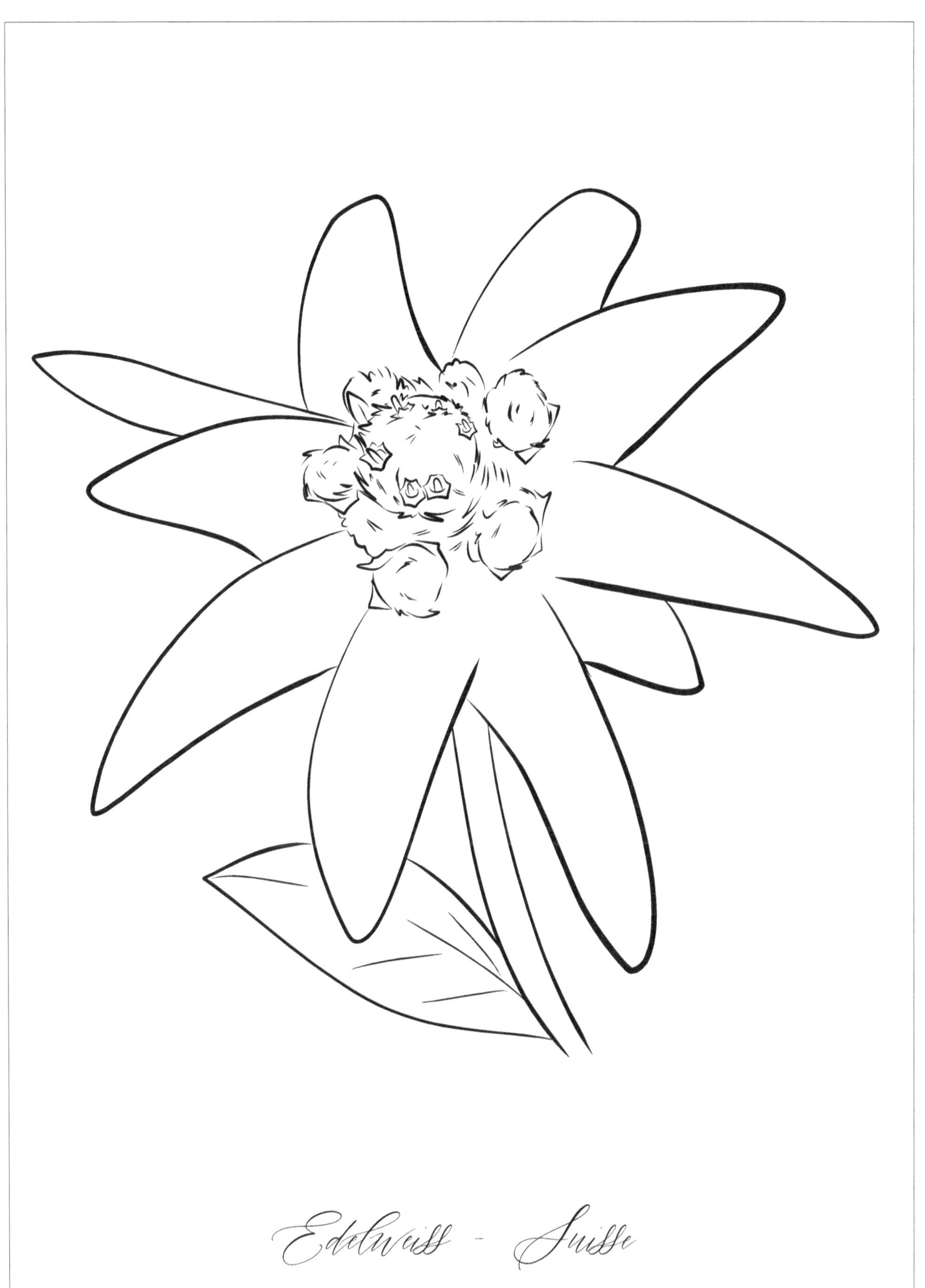

Edelweiss – Suisse

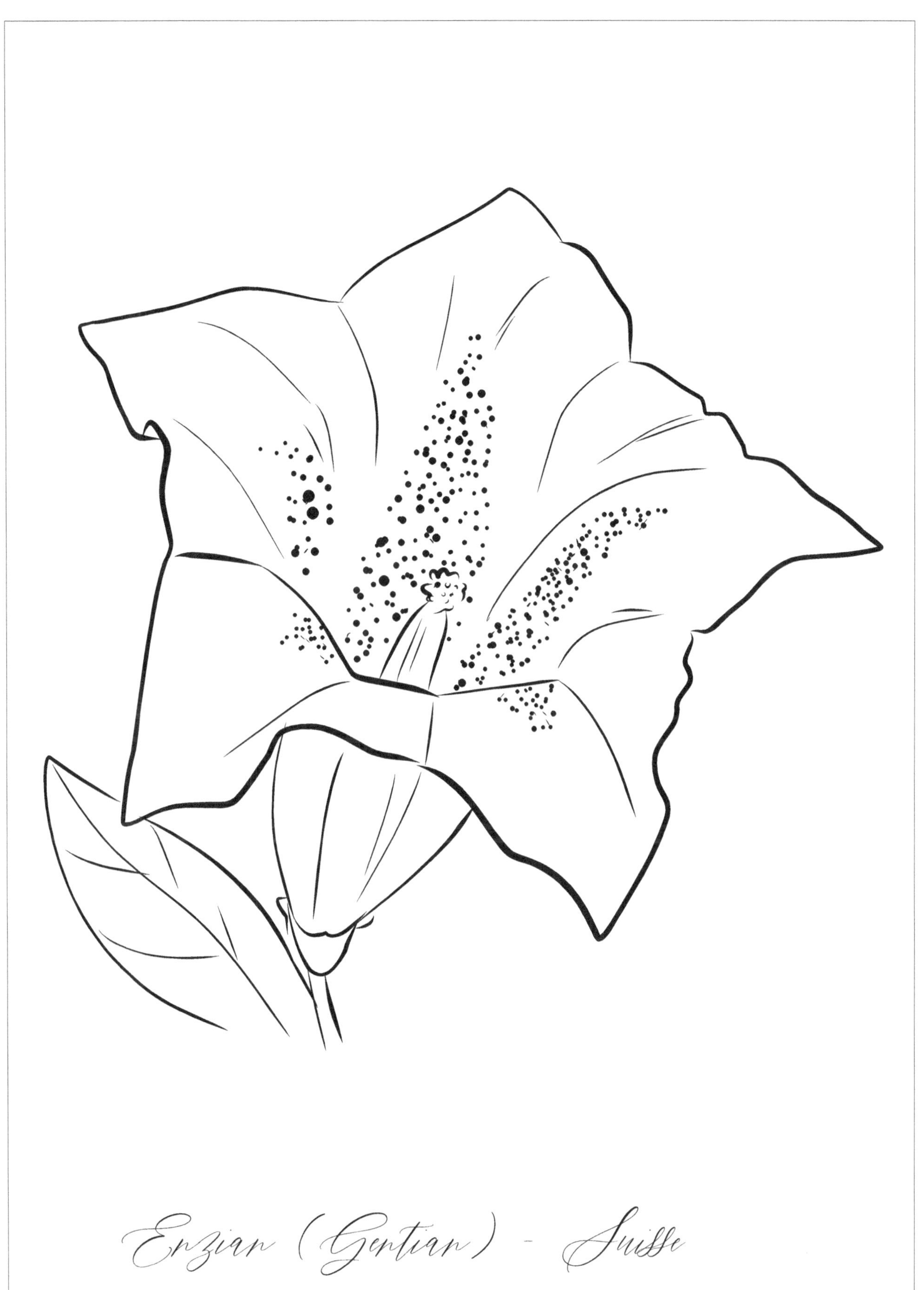

Enzian (Gentian) - Suisse

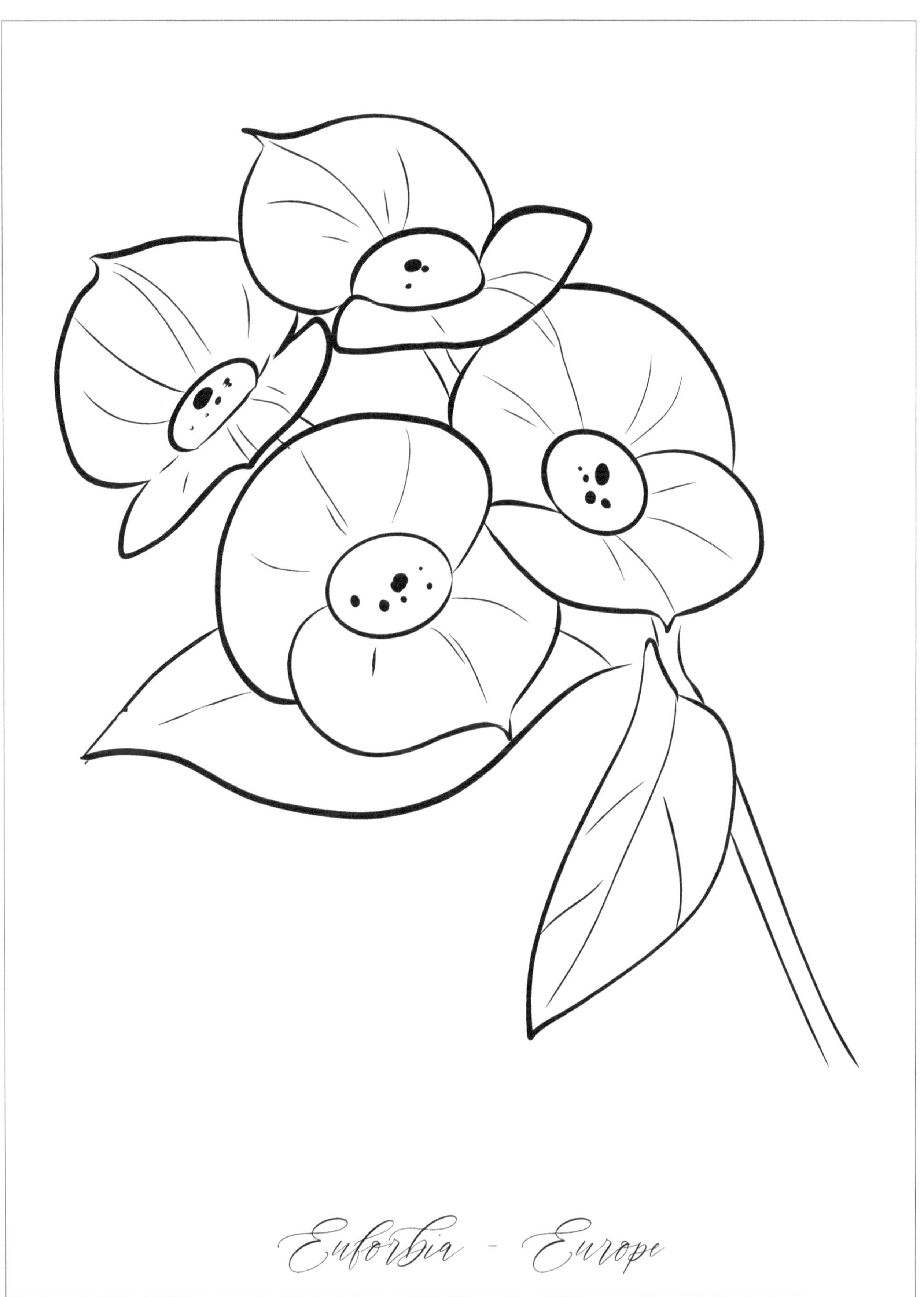

Euforbia - Europe

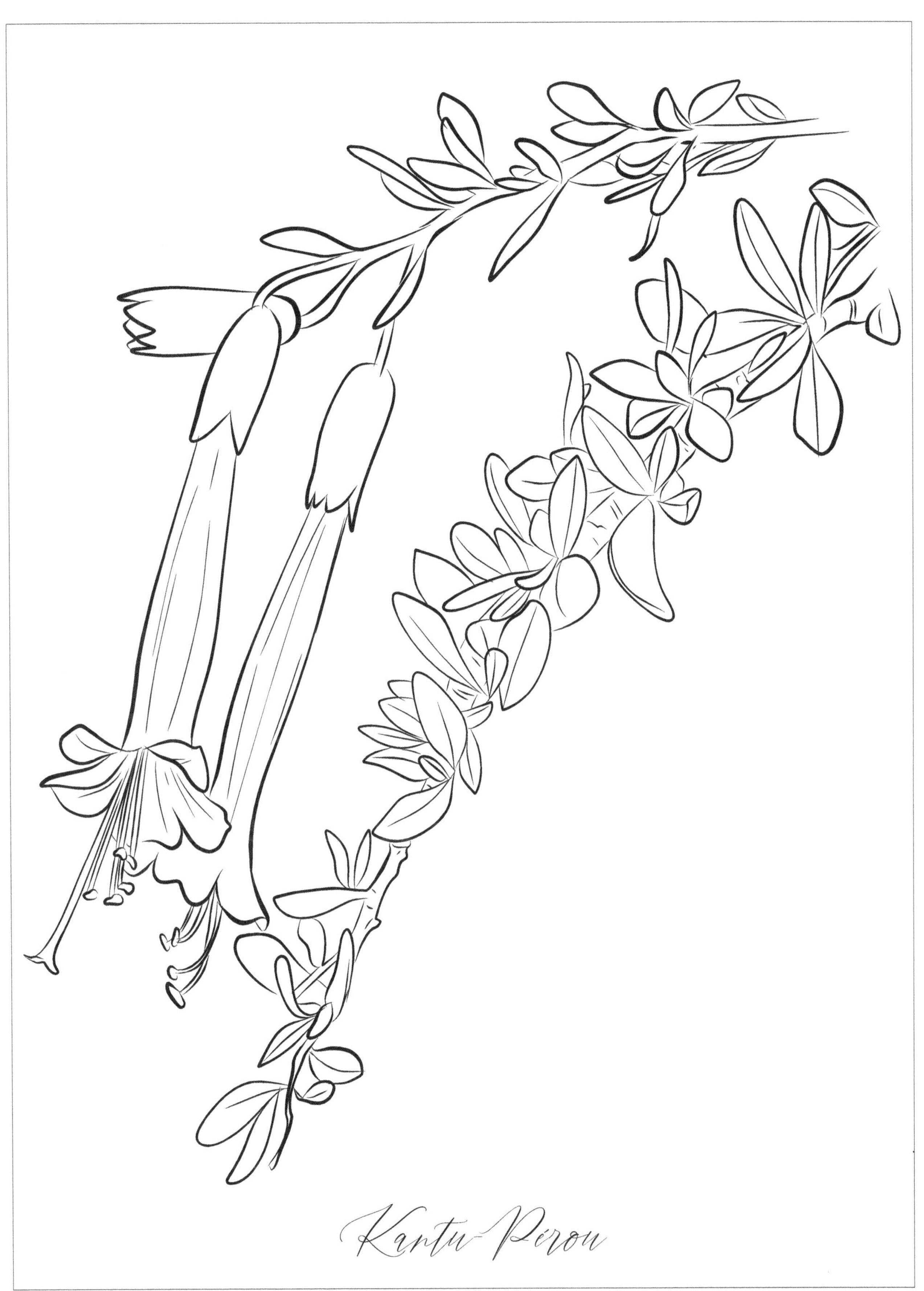

Kantu Pérou

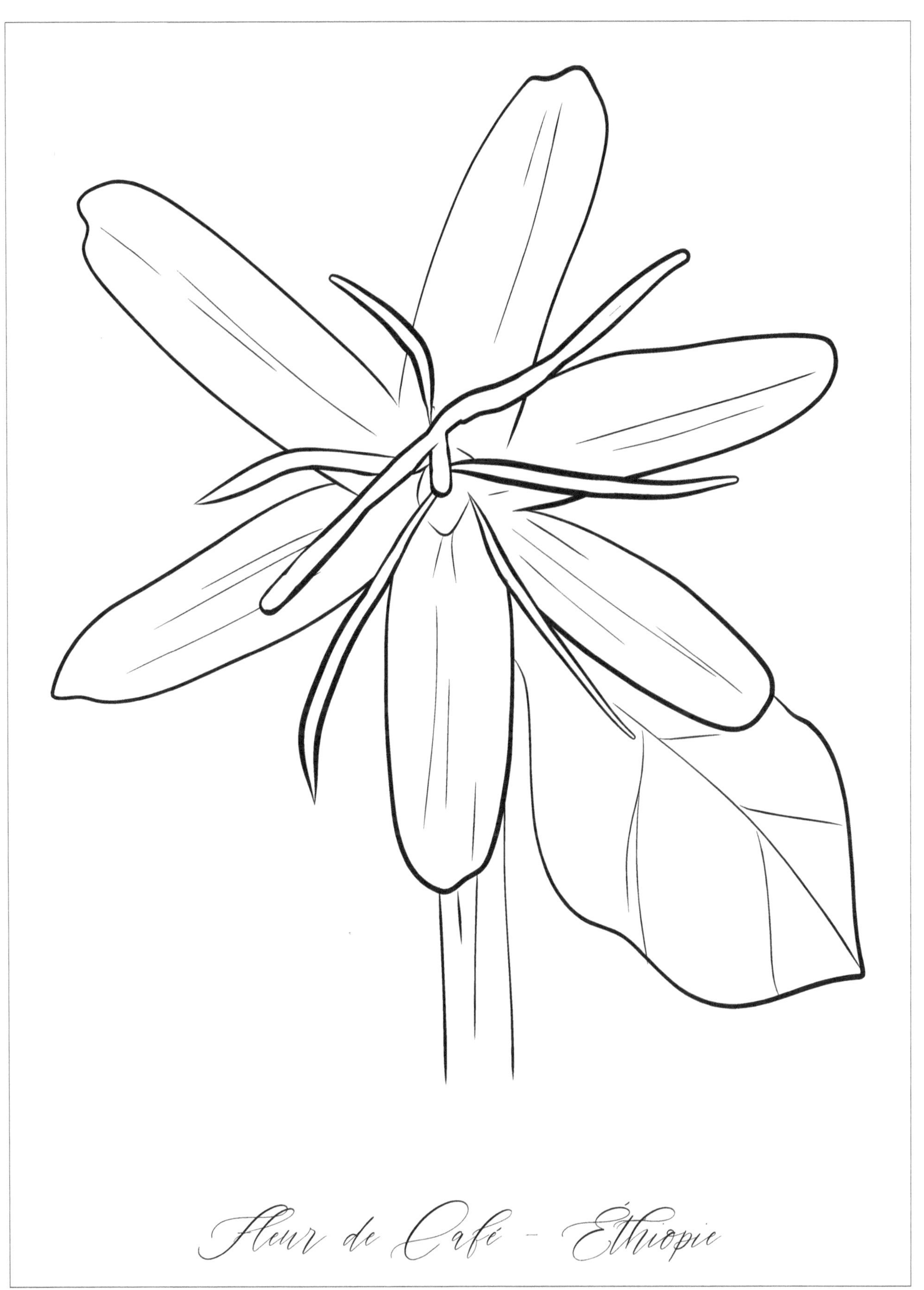

Fleur de Café – Éthiopie

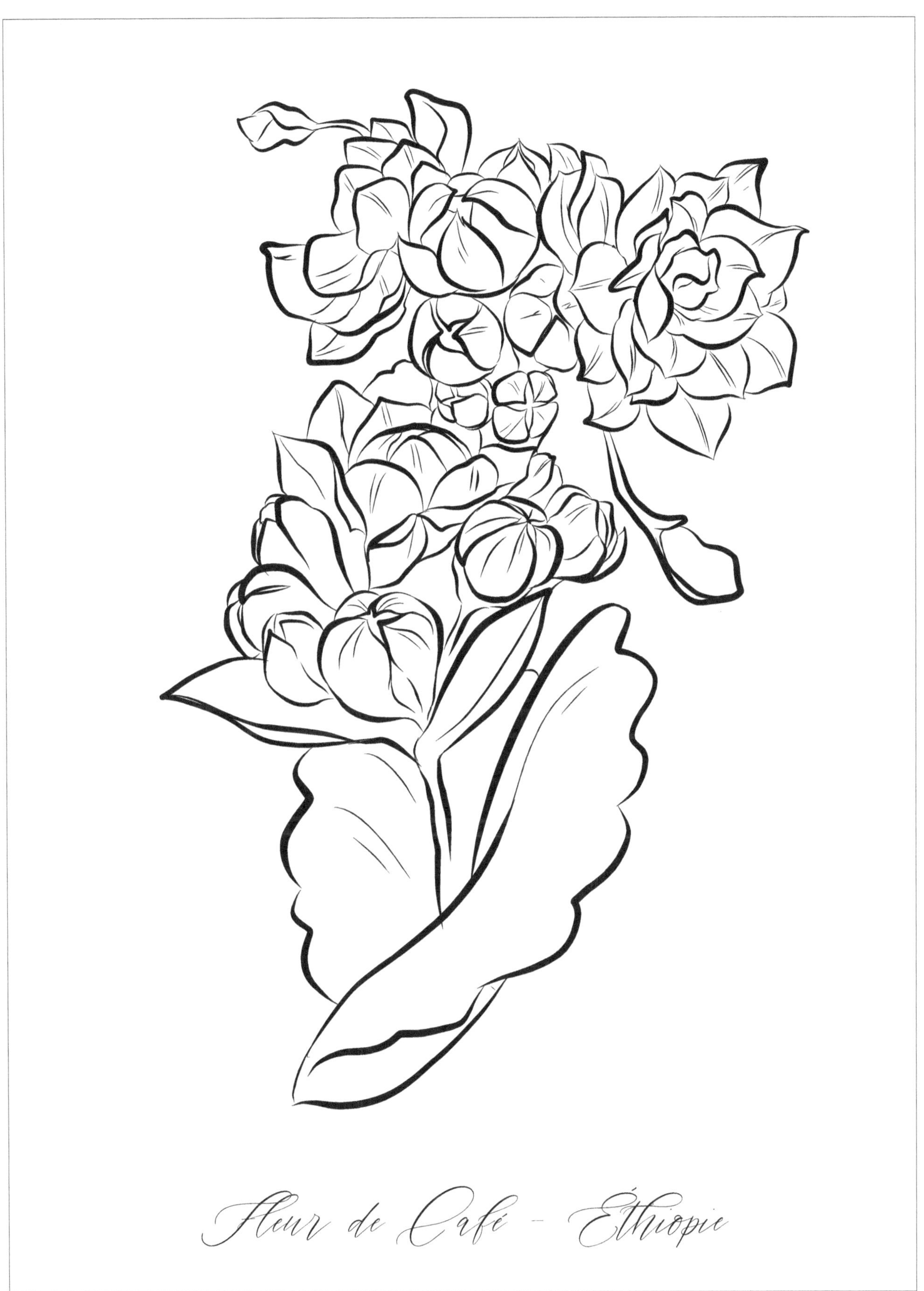

Fleur de Café – Éthiopie

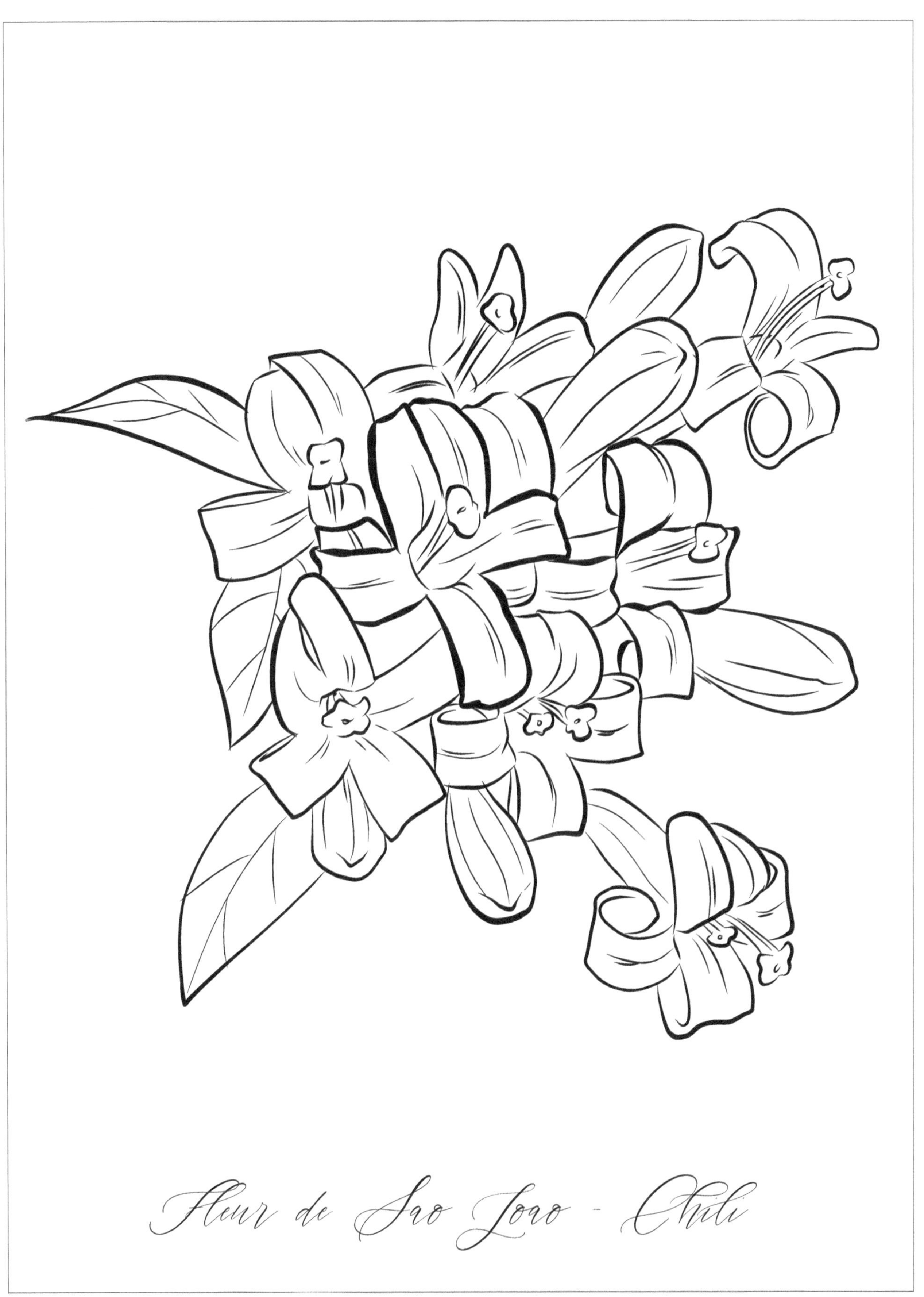

Fleur de São João - Chili

Imagination Olfactive

Regardez la fleur sur la page opposée.

- Fermez les yeux
- Imaginez l'odeur de cette fleur
- Imaginez sa couleur

Jeu d'Allumettes sur le Souffle

Inspirez pendant 4 fois, retenez 4 fois, expirez pendant 4 fois, retenez 4 fois, et recommencez, lentement et doucement. Essayez de faire correspondre le rythme de votre respiration au balancement d'une fleur s'épanouissant dans le jardin de votre imagination.

Citation
d'affirmation

J'ai le droit de faire une pause. J'ai le droit de respirer.

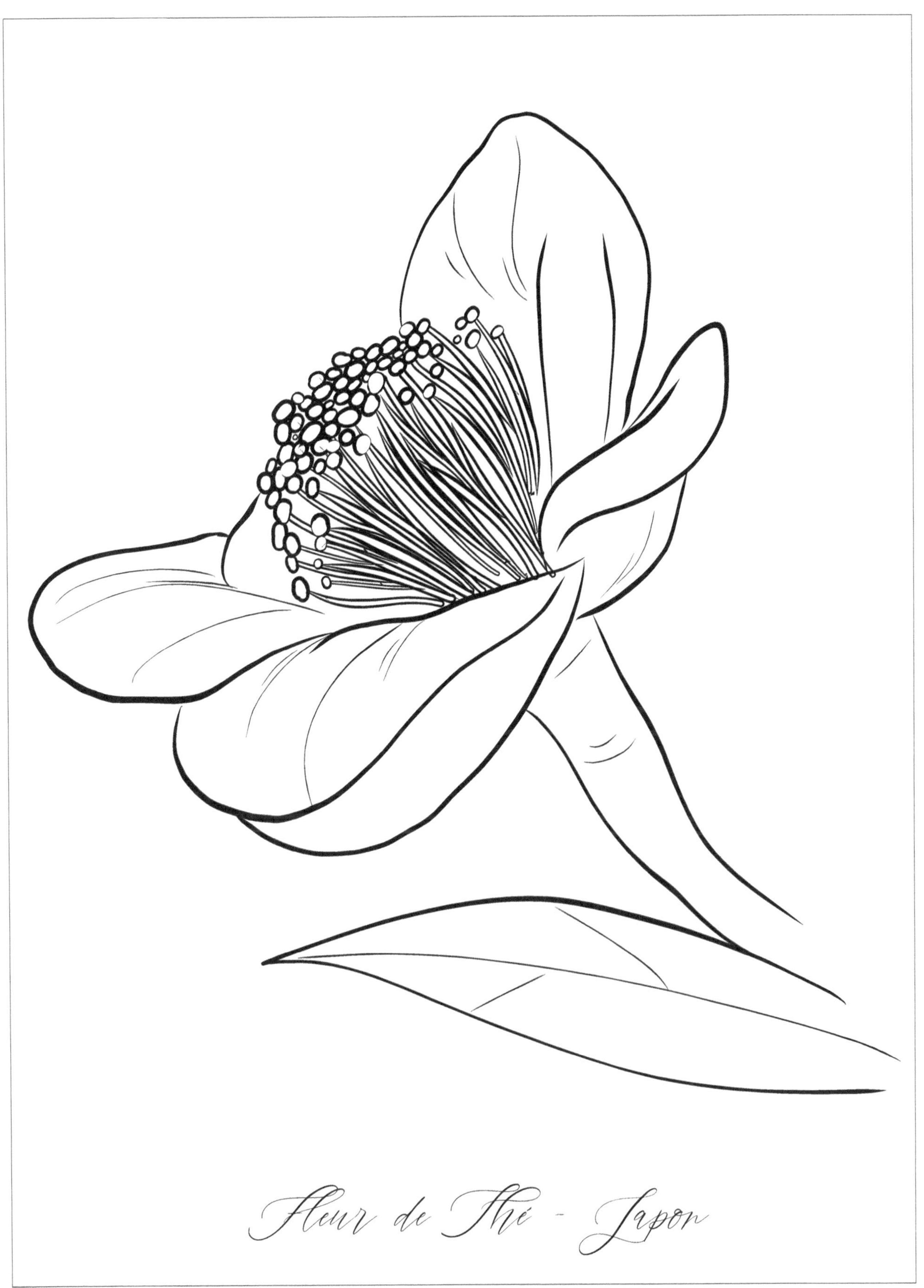

Fleur de Thé – Japon

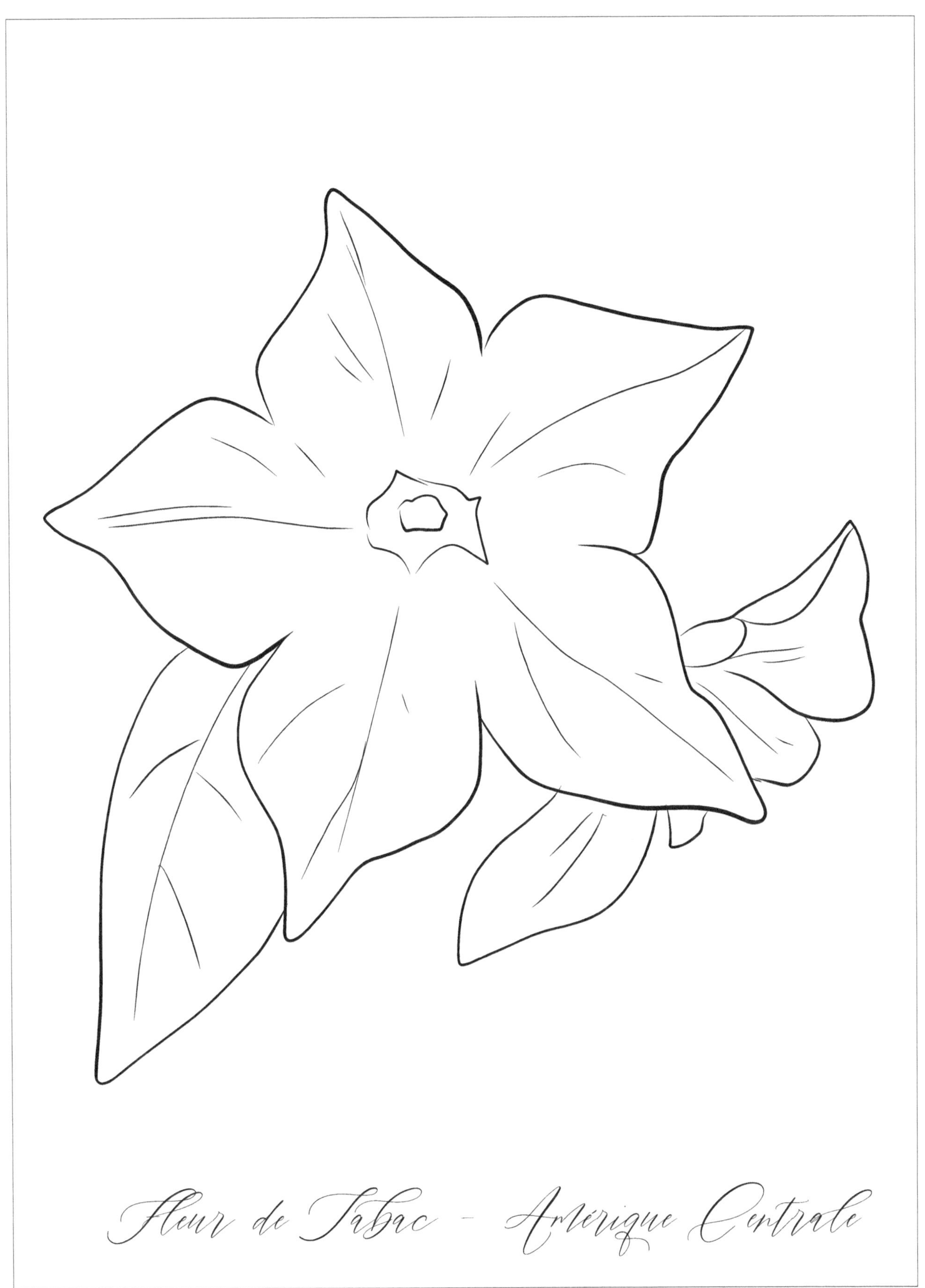

Fleur de Tabac – Amérique Centrale

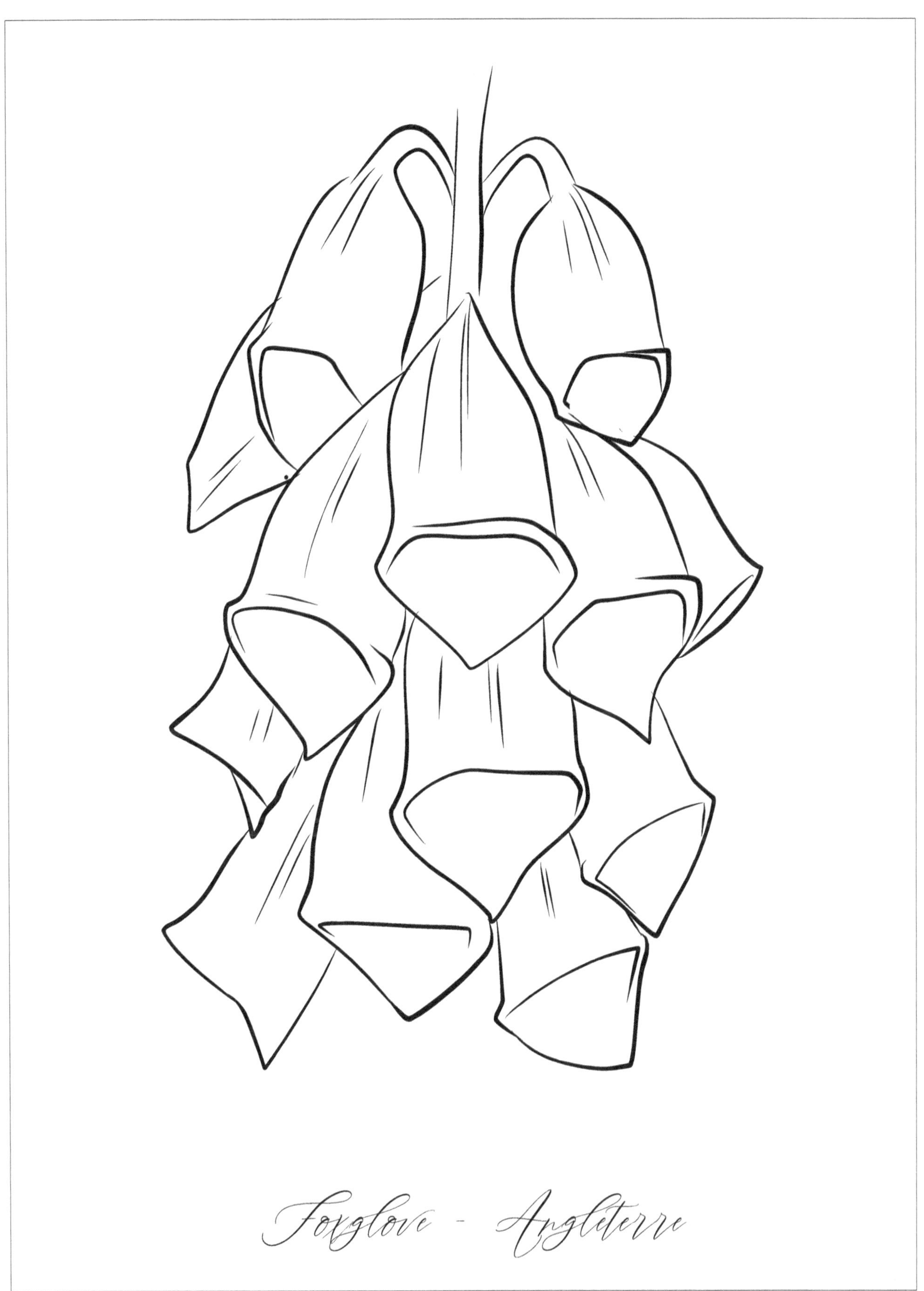

Foxglove - Angleterre

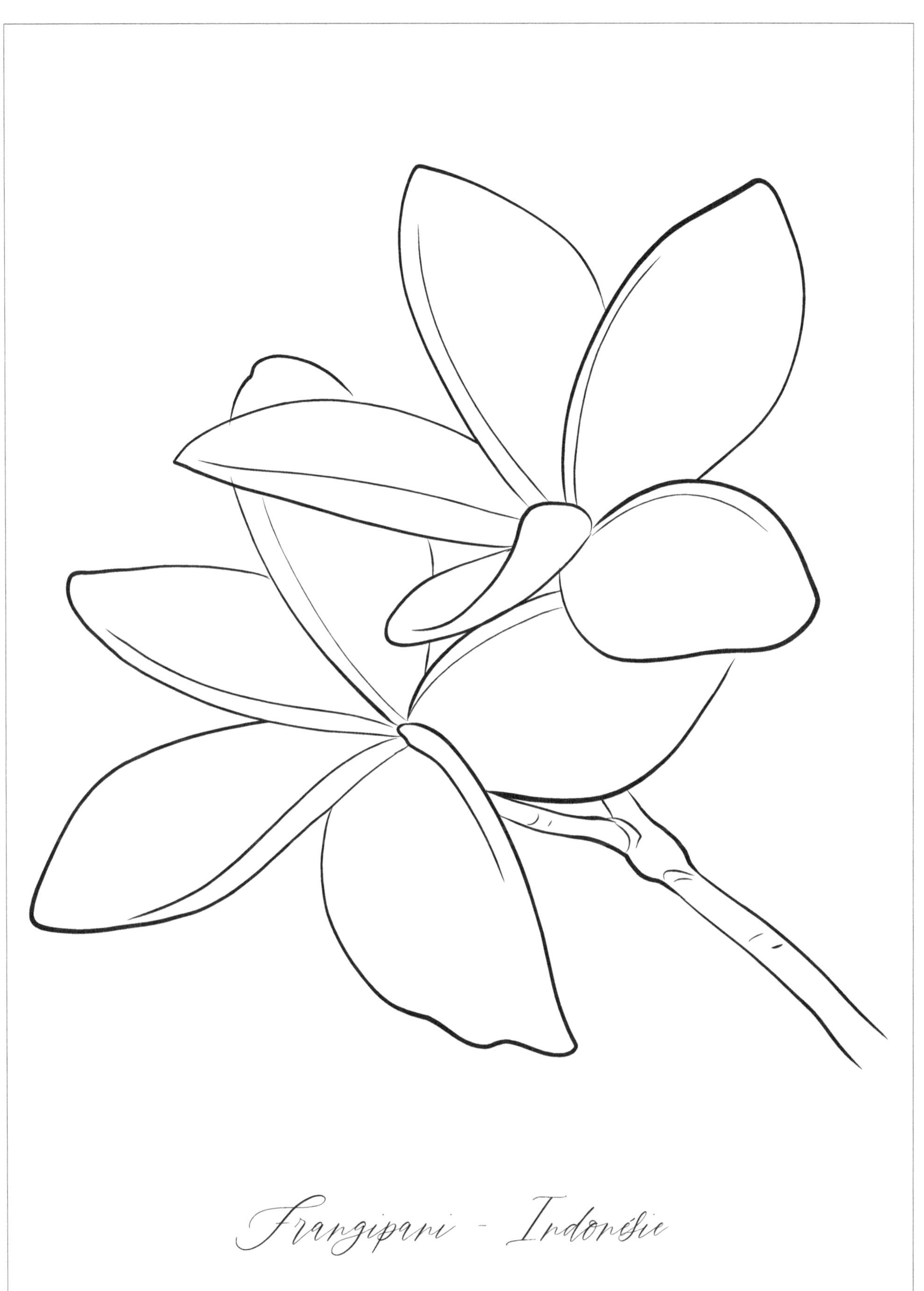

Frangipani - Indonésie

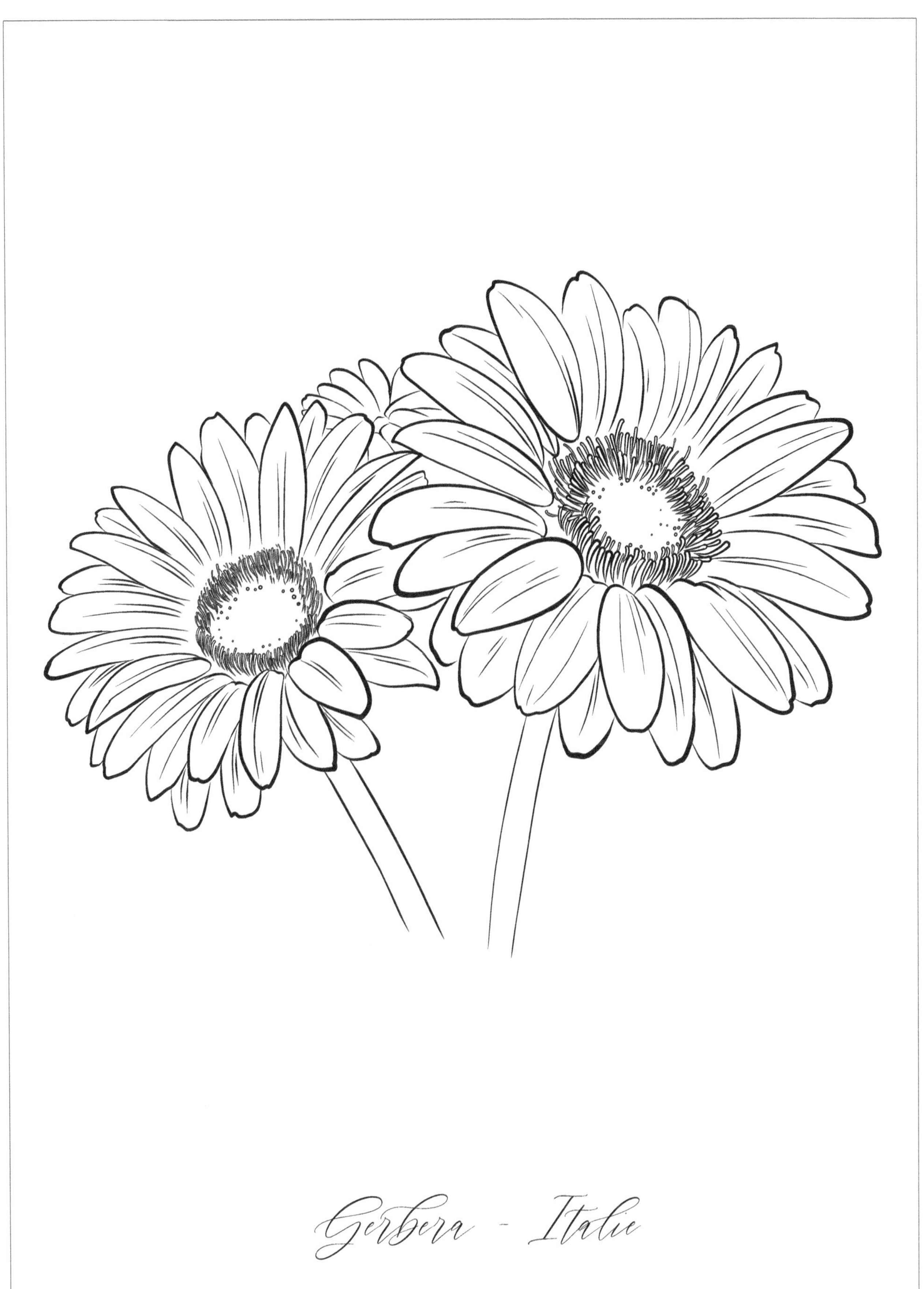

Gerbera - Italie

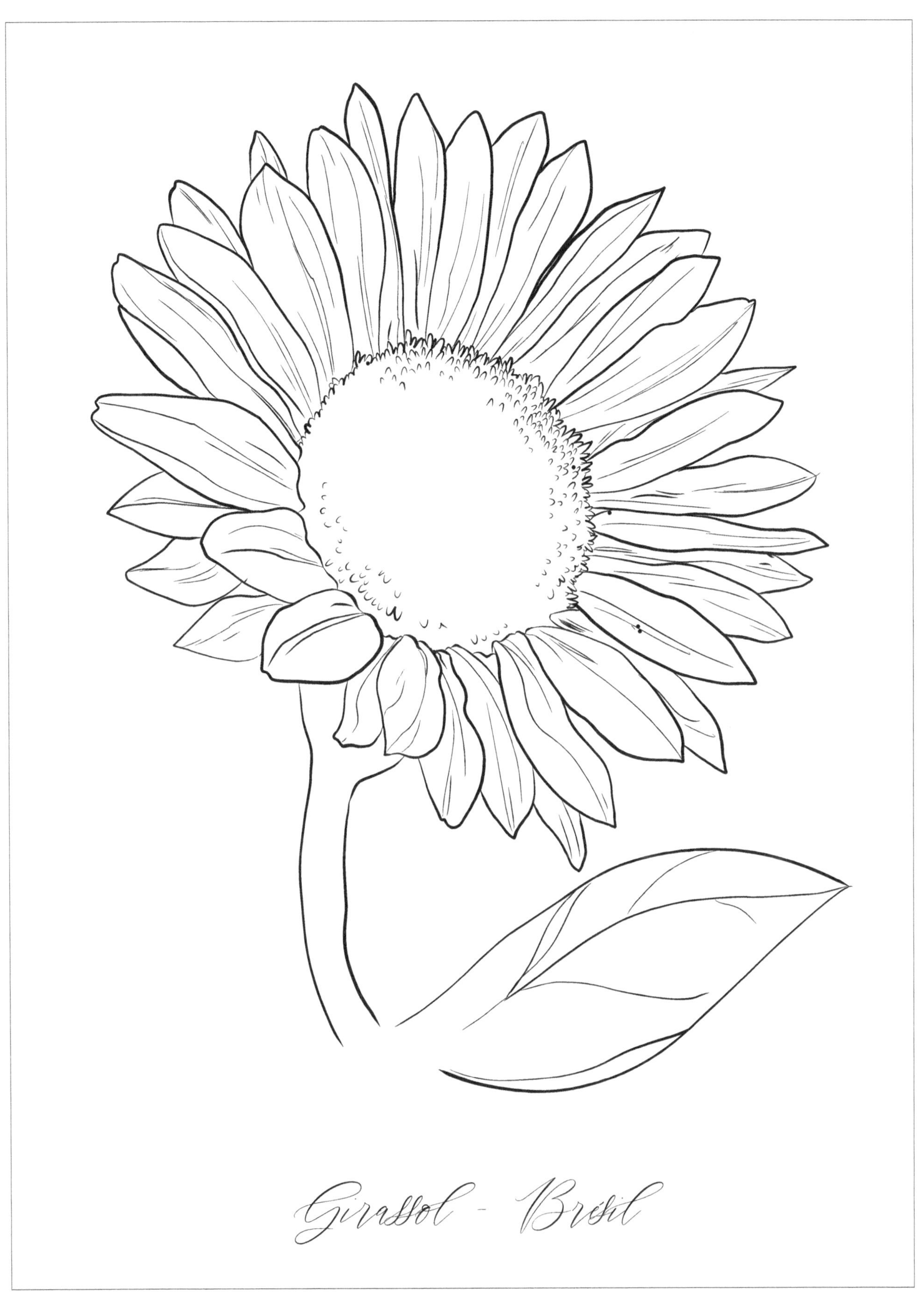

Girassol - Brésil

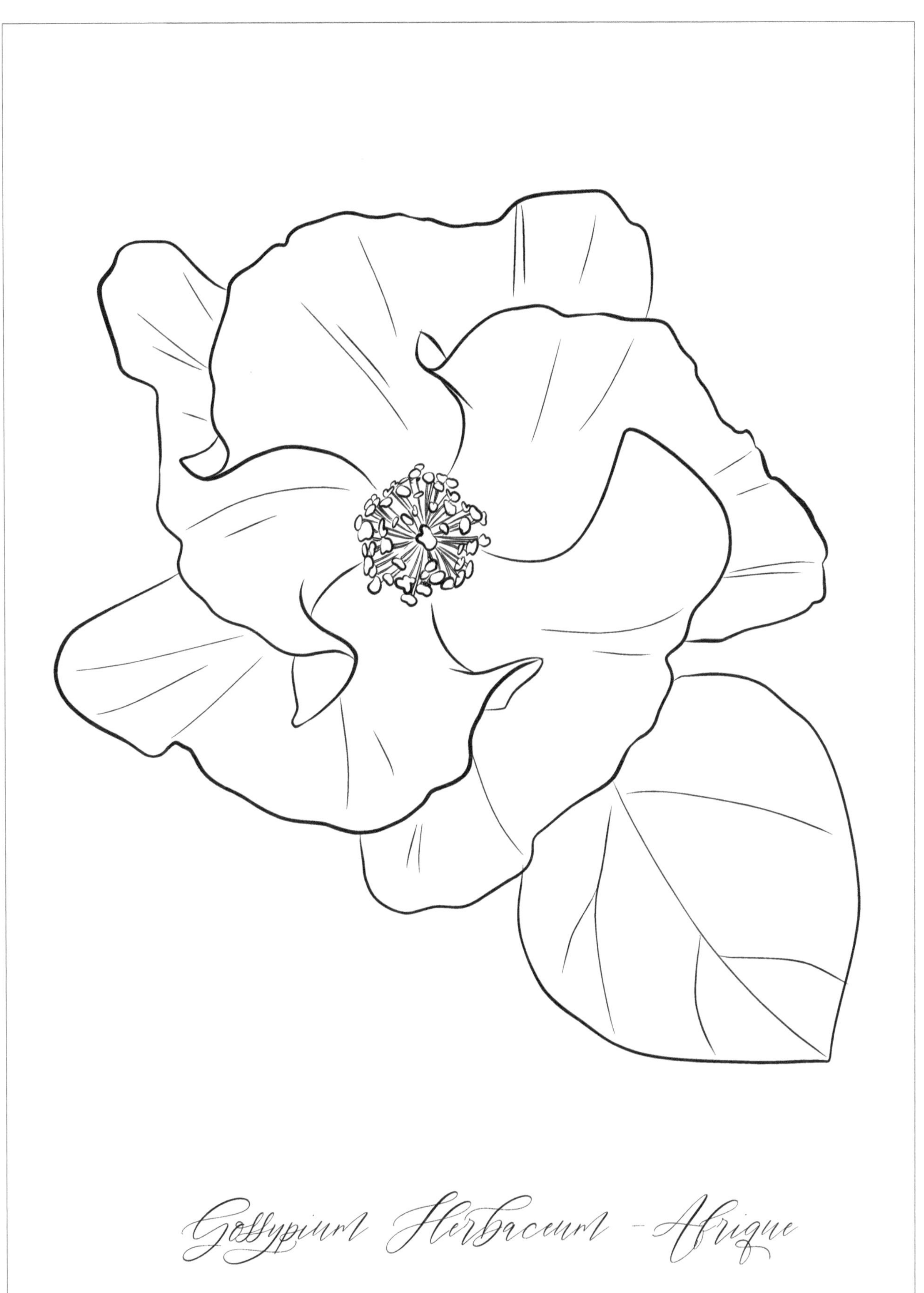

Gossypium Herbaceum - Afrique

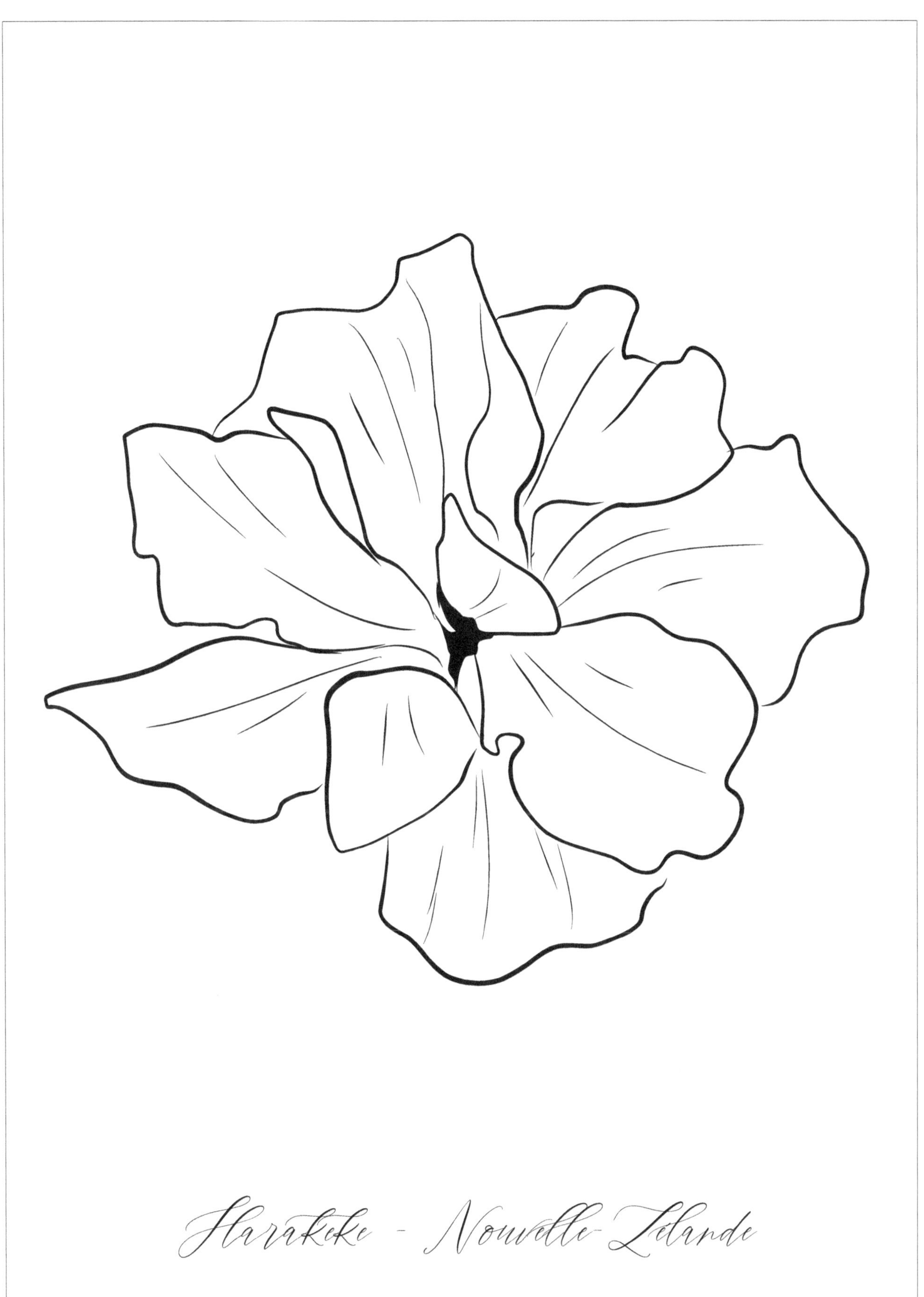

Harakeke - Nouvelle-Zélande

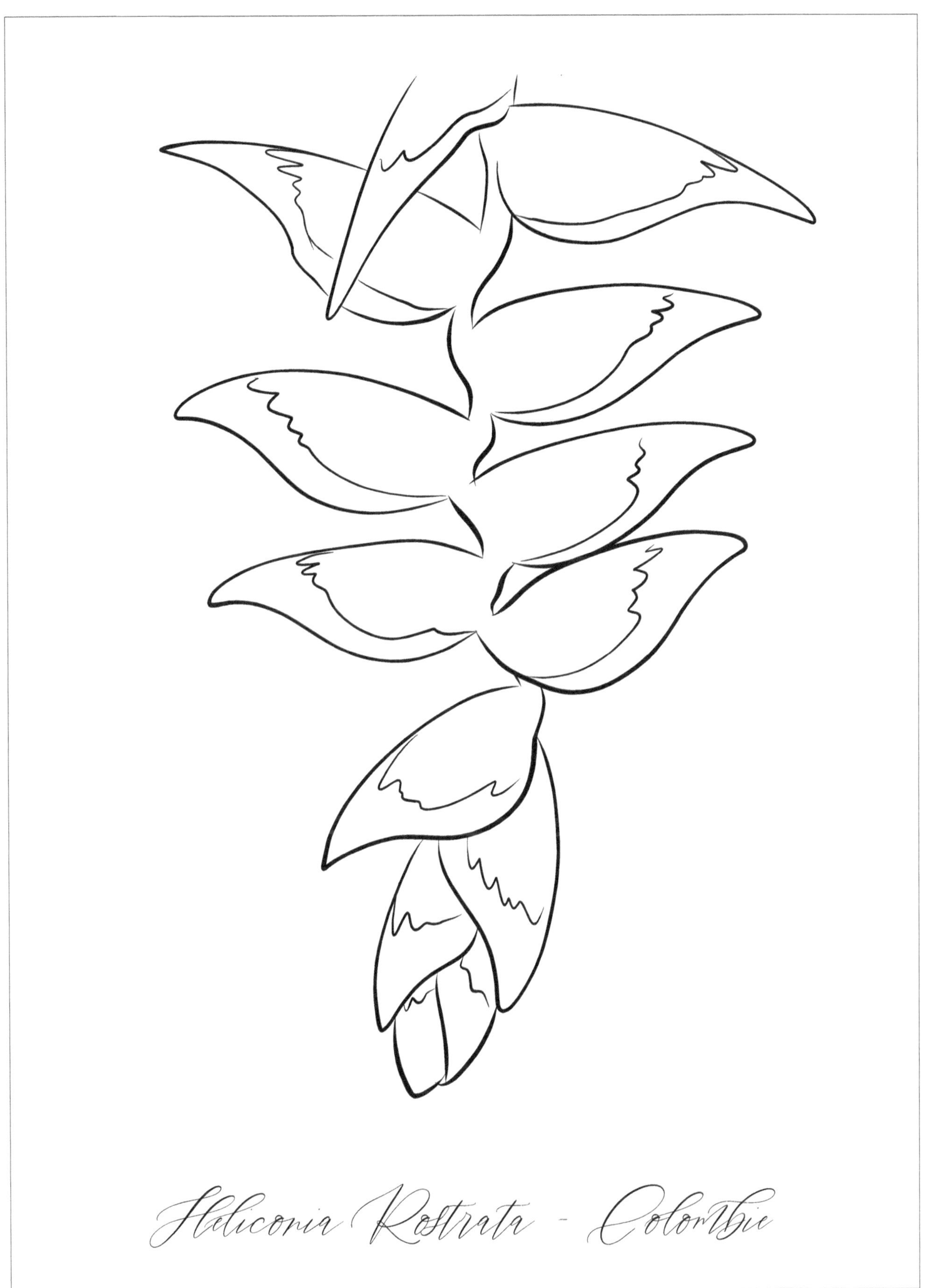

Heliconia Rostrata - Colombie

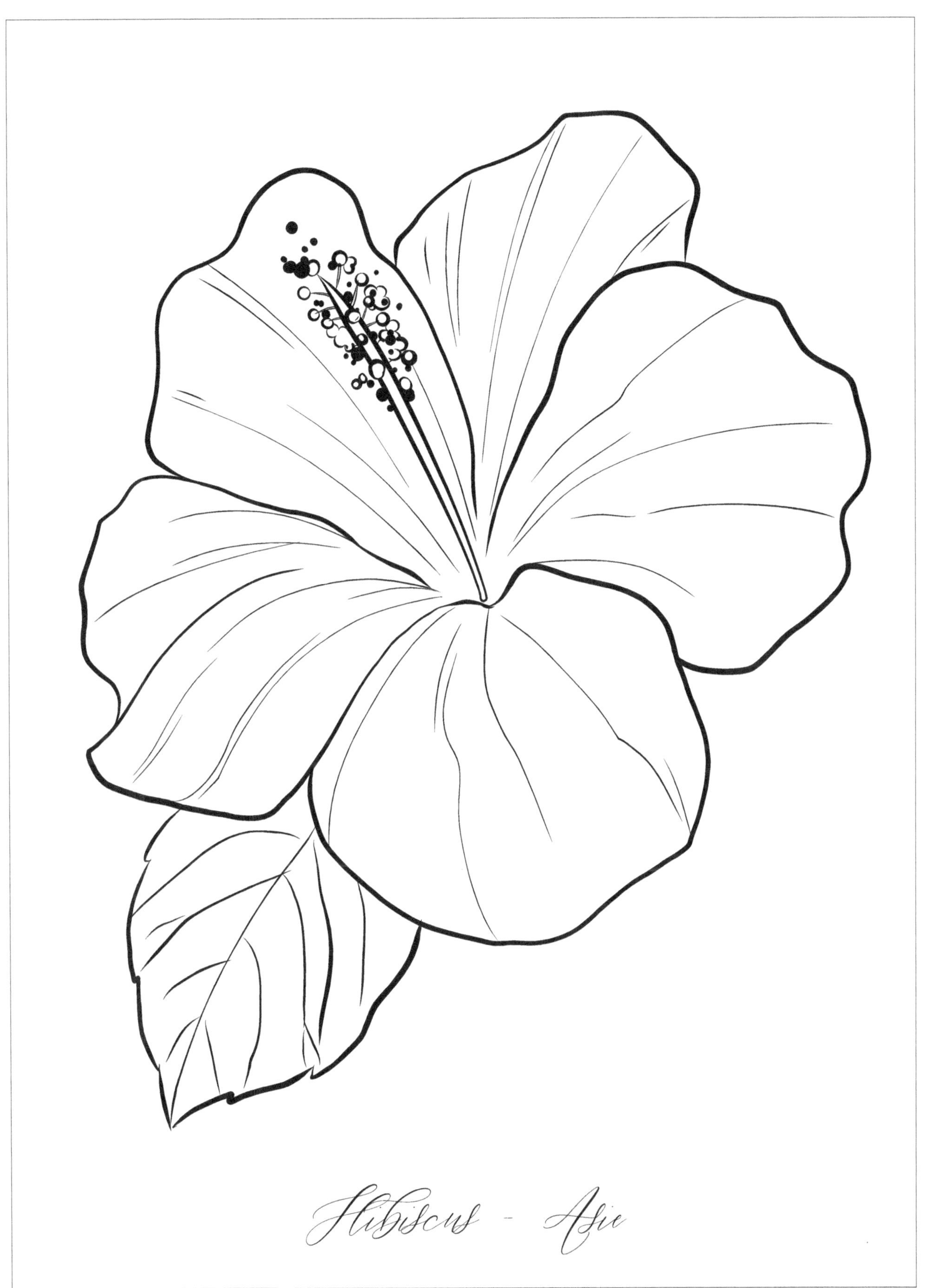

Hibiscus - Asie

Paix